放大胃镜诊断图谱

第2版

编　著　（日）八木一芳

　　　　（日）味冈洋一

主　译　吴永友　李　锐

主　审　陈卫昌　唐　文　呼闯营

辽宁科学技术出版社

·沈 阳·

Authorized translation from the Japanese language edition, entitled
胃の拡大内視鏡診断　第2版
ISBN: 978-4-260-02025-1
著：八木 一芳/味岡 洋一
Published by IGAKU-SHOIN LTD., TOKYO Copyright © 2014

图书在版编目（CIP）数据

放大胃镜诊断图谱 /（日）八木一芳，（日）味冈洋一编著；吴永友，李锐主译 . —2 版 . —沈阳：辽宁科学技术出版社，2017.7（2020.1 重印）

ISBN 978-7-5591-0216-4

Ⅰ . ①放…　Ⅱ . ①八…　②味…　③吴…　④李…　Ⅲ . ①胃镜检—图谱　Ⅳ . ① R573-64

中国版本图书馆 CIP 数据核字（2017）第 076873 号

出版发行：辽宁科学技术出版社
　　　　　（地址：沈阳市和平区十一纬路25号　邮编：110003）
印 刷 者：辽宁新华印务有限公司
经 销 者：各地新华书店
幅面尺寸：185 mm × 260 mm
印　　张：9.5
插　　页：4
字　　数：200 千字
出版时间：2017 年 7 月第 1 版
印刷时间：2020 年 1 月第 2 次印刷
责任编辑：郭敬斌
封面设计：袁　舒
版式设计：袁　舒
责任校对：尹　昭

书　　号：ISBN 978-7-5591-0216-4
定　　价：148.00元

编辑电话：024-23284363　13840404767
E-mail：guojingbin@126.com
邮购热线：024-23284502
http：//www.lnkj.com.cn

著译者名单

编　　著　（日）八木一芳　日本新潟县立吉田医院　内科部长

　　　　　　（日）味冈洋一　日本新潟大学大学院医齿学综合研究所诊断病理学　教授

主　　译　吴永友　李　锐

副 主 译　胡端敏　祝建红

主　　审　陈卫昌　唐　文　呼闯营

参译人员　陈　洪　东南大学附属中大医院

　　　　　　陈卫昌　苏州大学附属第一医院

　　　　　　崔夕军　威海市中心医院

　　　　　　符　炜　徐州医科大学附属医院

　　　　　　呼闯营　苏州大学附属第二医院

　　　　　　胡端敏　苏州大学附属第二医院

　　　　　　李　娟　苏州大学附属第二医院

　　　　　　李　军　北京广安门中医院

　　　　　　李　锐　苏州大学附属第一医院

　　　　　　刘国伟　新疆军区总医院

　　　　　　闵　寒　苏州市立医院东区

　　　　　　睢振宇　苏州大学附属第二医院

　　　　　　唐　净　苏州大学附属第二医院

　　　　　　唐　文　苏州大学附属第二医院

　　　　　　吴　伟　苏州大学附属第二医院

　　　　　　吴伟强　兰州军区总医院

　　　　　　吴永友　苏州大学附属第二医院

　　　　　　徐丽明　苏州大学附属第二医院

　　　　　　殷国建　苏州大学附属第二医院

　　　　　　于　光　解放军第 100 医院

　　　　　　于向阳　天津南开医院

　　　　　　张　宏　中国医科大学附属盛京医院

　　　　　　周春华　苏州大学附属第二医院

　　　　　　祝建红　苏州大学附属第二医院

　　　　　　祝喜萍　黑龙江省医院

推荐序

我国是胃癌大国，每年新发病例与死亡病例均占全世界胃癌的 40% 以上。早诊、早治是降低胃癌死亡率的最有效方法。但是目前我国早期胃癌的诊治率低于 10%，远远低于日本（70%）和韩国（50%）。提高早期胃癌的诊断水平，是消化内镜医生义不容辞的责任和义务。为此，中华医学会消化内镜学分会联合中国抗癌协会肿瘤内镜专业委员会，于 2014 年组织我国消化、内镜、病理、外科、肿瘤等多学科专家共同制订了《中国早期胃癌筛查及内镜诊治共识意见》。

近年来，随着我国经济水平的发展，内镜迅速更新换代，放大内镜的应用逐步得到普及。然而，早期胃癌的诊断水平却并未取得质的飞跃，其重要原因是对放大内镜下早期胃癌的特点缺乏足够的认识。对于放大内镜下早期胃癌的特征，国内鲜有专著涉及。日本同行的开创性工作为我们提供了很好的借鉴。八木一芳先生致力于放大胃镜诊断，30 余年的心血凝练成读者手中这本《放大胃镜诊断图谱》。

本书详细阐述正常胃黏膜的放大内镜表现，总结出胃炎的放大内镜 A-B 分类，对分化型癌和未分化型癌的放大内镜表现进行了剖析，并制订出放大内镜诊断早期胃癌的流程。作者根据放大内镜表现，探究其背后的病理本质，经反复对比验证，从而实现内镜诊断，其研究方法、治学态度无疑都值得我们好好学习。认真研读本书，相信对广大内镜医生开展临床科研、提高放大内镜诊断水平大有裨益。

作为外科医生，吴永友教授在繁忙的工作之余组织翻译这本日本放大内镜诊断的"圣经"，实属难能可贵。译著的出版是对译者辛勤劳动的最好回报，在此谨向他们表示祝贺！有理由相信，译著将成为广大内镜医生的良师益友。同时，我希望我国的内镜医生牢记使命，保持对早期癌症诊治的热情，钻研放大内镜诊断技术，为提高我国胃癌的早期诊断水平做出贡献！

中国医师协会内镜医生分会　会长
第二军医大学附属长海医院　教授

2017 年 5 月 5 日于上海

第 2 版　序

　　《放大胃镜诊断图谱》出版 4 年以后，第 2 版终于得以发行。这还要归功于喜爱本书的广大读者，在此谨表示诚挚的谢意！

　　过去 4 年里，在胃的内镜相关领域，我感受到三大变化：

　　第一，2013 年 2 月，保险适用范围扩大至 *H.pylori*（*H.p*）的诊疗。这里所谓的"扩大"，指的是 "*H.p* 所致慢性胃炎是一种疾病状态"的观点不仅在医学上，在社会上也被广泛认可。笔者自 1998 年确立 RAC（集合细静脉的规则排列）诊断的概念以来，一直强调正常胃的内镜像为无 *H.p* 感染及炎症的天生正常胃的内镜像；即便无胃癌，只要存在 *H.p* 感染或炎症就是所谓"慢性胃炎"的疾病状态，而非正常胃黏膜。我想，我的观点已经得到了认可。

　　第二，非 *H.p* 感染胃发生的胃癌，如胃底腺型胃癌等，开始见诸各种报道。将 RAC 诊断作为诊断学方法加以推广的动机之一是要阐明非 *H.p* 感染性胃癌的发生原因。胃镜检查时，一般全力关注的是寻找胃癌。如为非 *H.p* 感染病例，内镜医生通过观察背景黏膜，注意到胃癌发生于非感染性胃黏膜，对推动胃癌发病研究的进步是必不可少的。深感 RAC 诊断确实进入了一个可以发挥其作用的时代。

　　第三，除菌后发现胃癌受到关注。据报道，此类病例凭内镜表现有时难以做出诊断。本书将对有助于诊断的特征加以描述。

　　随着胃癌与 *H.p* 关系的阐明，相信胃癌的研究将继续取得进展。内镜方面也同样如此。阅读本书时，希望读者不仅掌握胃癌诊断，而且对于非 *H.p* 感染胃，伴炎症、萎缩的胃黏膜以及除菌后胃黏膜的放大像也能切实掌握。笔者们重视放大像与病理像之间对应关系的态度，正进一步发展为"从 NBI 放大像推测病理像，从而实现内镜诊断"的诊断学，即尊重病理像与病理诊断，灵活进行 NBI 放大诊断的方法。对于这种态度，全国有同感者颇多。第 2 版也尽量灌输这种观点。

　　笔者的梦想是，内镜医生与病理医生根据 NBI 放大像，一边共同推想病理像，一边开展讨论。希望第 2 版有助于推动这一梦想的实现。

2014 年 7 月 写于梅雨暂停、天空多云的新潟

八木一芳

味冈洋一

初版　序

　　自 1984 年笔者成为医生以来，胃的内镜领域出现了几项新的技术与病态概念。20 世纪 80 年代为 EMR，90 年代 *H.p* 颠覆了胃病的概念。进入 2000 年后，ESD 蓬勃发展，2010 年以后图像增强内镜（image enhanced endoscopy，IEE）和放大内镜改变了诊断学。

　　在 *H.p* 开始颠覆胃病的概念时，笔者为了向世人展示 "非 *H.p* 感染性、正常胃的存在"，开始了胃的放大内镜观察。因此，目前处于 IEE 和放大内镜的洪流中绝非偶然，而是必然。

　　笔者第一次使用的放大内镜是 Q200Z，时间是 1998 年。为证明见于非 *H.p* 感染胃黏膜的规则性点状结构为集合细静脉，将其与慢性胃炎黏膜进行对比放大观察。1999 年改用 Q240Z 型放大内镜，但当时大肠放大内镜观察处于全盛时期，对胃进行放大内镜观察会被当成怪人。后来，放大内镜变为 H260Z，也就是已经使用了 3 代放大内镜。

　　Q240Z 开始使用后不久，就感觉白光内镜对胃癌的诊断存在不足，开始利用醋酸撒布来进行 pit 的观察。随着 NBI 的登场，结合 NBI 逐渐占日常放大观察的大部分，偶尔也会利用醋酸撒布进行 pit 诊断。这就是现在的将 NBI 放大观察到的血管像及白区形成的黏膜微结构（white zone unit），与醋酸撒布所观察到的立体像进行比较对比的方法。

　　在 12 年的放大内镜观察中，笔者一贯坚持将放大像与活检标本、外科切除标本及 ESD 标本的切片病理像尽量进行一一对比研究。

　　尽管一直进行色彩丰富的活体内放大内镜诊断临床研究，但 2006 年新潟放大内镜研究会成立后，笔者的研究方向发生了很大改变。该研究会在笔者的放大内镜诊断知识基础上，追求 "人人均能使用的放大内镜诊断学、术语和思路" 及 "与病理像对话" 的理念，明确了成为 "确立新潟的放大内镜诊断学，并推向日本及世界" 的有志学会的方向。以本书两位笔者为中心，汇集了以为本书提供病例的新潟大学第三内科的小林正明先生、竹内学先生，病理教研室的渡边玄先生为首的新潟县的年轻内镜医生与病理科医生，根据水平面的放大像与垂直断面的病理像，进行了大量讨论。有时，手握三明治代替晚餐，1 个病例讨论 2 小时，不知不觉之间已过了晚上 11 点。内镜医生与病理科医生分别考虑，确认术语与形态学概念的差异，在共同想象组织学三维结构的同时开展讨论，这种讨论持续至今。

　　经研究会的讨论与分析，诞生了各种术语与读法，其中白区就是其中之一。内镜医生根据放大像，想象出垂直断面的病理像，并与其他内镜医生共享。为了根据推测的病理像与病理科医生对话，这些术语与概念随之诞生。

基于"将本研究会开展的放大内镜诊断学向日本内镜医生传授，在日本普及"的信念，我们撰写了本书。20 例病例分析传递的是研究会的精华。通过放大像与病理像进行对比见到的表现与解读还远未完成，笔者的胃内镜放大诊断学也将进一步完善。

在本书完成之际，首先对日常诊疗就已够忙碌，却还热心于放大内镜临床研究的新潟县立吉田医院的关根厚雄先生，对代替参加学会、研究会的笔者坚守病房的中村厚夫先生，对以水野研一先生为首的来自新潟大学第三内科的有贺谕生先生、坪井清孝先生、渡边顺先生、佐藤聪史先生表示由衷的感谢。

其次，对新潟放大内镜研究会核心成员、支持本会并奉献书中病例的小林正明先生、竹内学先生、桥本哲先生也一并表示感谢。

最后，对在今天及世界通用术语 RAC 的命名过程中给予支持的渡边英伸先生也深表谢意。从研修医时代他就教我内镜像与病理像对比的重要性，笔者能对水平面的放大像与垂直断面的病理像进行对比研究，也完全是受到他的影响。

因篇幅有限，名字无法一一列举，谨借此机会，对一直以来给予笔者支持的众多人士表示衷心的感谢。

2010 年 8 月，于蝉声聒耳的新潟

八木一芳
味冈洋一

目　录

第 4 章　未分化型胃癌的放大内镜像　　　87

第 5 章　NBI 放大内镜诊断胃癌的流程　　　105

第6章　练习题

 稍歇一会儿

 小知识

何为正常胃黏膜？
何为慢性胃炎？

慢性胃炎属于正常还是异常？内镜医生的意见分为两派，一派认为与癌相比，属于正常；另一派认为因伴有炎症，故属于异常，迄今认识还很混乱。笔者自 2000 年发表非 *H.p* 感染胃黏膜的内镜像以来，大量报道认为慢性胃炎是一种疾病状态，其内镜像不同于正常胃。本书首先从正常胃的普通内镜像、放大内镜像（放大像）开始进行解说。

1. *H.p* 被发现以前

在 *H.p*（*Helicobacter pylori*）为胃炎致病因子的假说被阐明之前，慢性胃炎被认为是随着年龄增长的生理性变化。而且，由于内镜表现多样，放大内镜观察被敬而远之，系统分类也只有榊分类。榊等将胃黏膜的微结构分为**图序 –1** 所示的 4 种类型。

凭经验人们知道胃癌发生于具有慢性胃炎背景的胃黏膜。但在 *H.p* 被发现以前，并无"正常胃"（即不存在慢性胃炎）的概念。因此，慢性胃炎是一个被无意识使用的概念，有时被当成疾病状态，有时又被当成正常状态。

2. *H.p* 被发现以后

H.p 被发现并被认定为慢性胃炎的病因后，胃癌与 *H.p* 的关系受到重视。1994 年，WHO 公布 *H.p* 为胃癌发生的最危险因子。在日本，Uemura 等发表了大量的临床数据，明确了胃癌发生于 *H.p* 感染者。但尚存在疑问，那就是 *H.p* 感染胃的放大内镜像是何

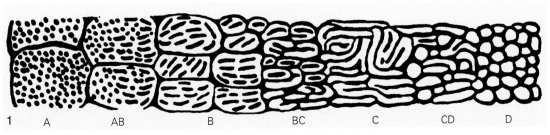

1   A   AB   B   BC   C   CD   D

图序 –1   榊分类

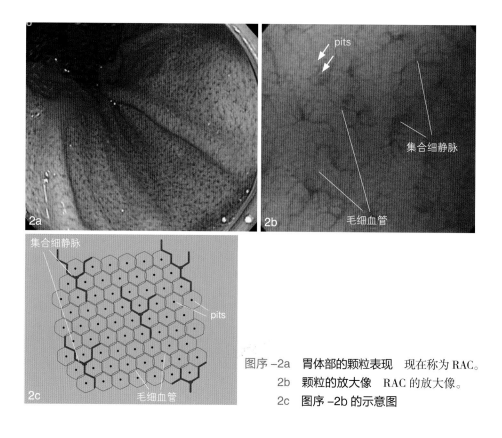

图序 –2a　胃体部的颗粒表现　现在称为 RAC。
　　2b　颗粒的放大像　RAC 的放大像。
　　2c　图序 –2b 的示意图

表现？欧美的报道一直认为内镜无法判断是否存在 *H.p* 感染。

3. RAC 诞生！

　　1998 年，内镜图像系统搭载了结构调强功能，笔者在部分内镜受检者的胃体区域观察到小颗粒规则排列的现象（**图序 –2a**）。但在教科书与图谱中，完全没有对这种规则性颗粒的描述。笔者思考，从垂直方向观察，贯穿胃底腺区域的集合细静脉是不是就呈规则颗粒呢？这种表现是否见于无炎症的非 *H.p* 感染病例呢？根据这些假说，笔者进行了前瞻性研究。研究了 10 例病例，发现全部为 *H.p* 阴性，活检病理均呈炎症细胞浸润极少的正常所见。随后又选择 10 例无规则颗粒的病例进行研究，发现全为 *H.p* 阳性，病理上伴有明显的炎症细胞浸润。

　　这种表现是否为无 *H.p* 感染的正常胃的典型内镜表现呢？考虑到这个问题，笔者积累了更多病例。另外，考虑颗粒为集合细静脉（collecting venules，见"稍歇一会儿"①的图1）。为证明这一点，对伴规则颗粒病例的胃体部进行放大观察，见到了集合细静脉及其周围的毛细血管网以及血管网中央的分泌胃酸与胃蛋白酶的腺窝开口（**图序 –2b**）。谁都可以认出这些规则颗粒就是集合细静脉。将这种集合细静脉的规则性排列表现，命名为集合细静脉的规则排列（regular arrangement of collecting venules，RAC）。

1 稍歇一会儿

▶▶ RAC 诞生史（上）

1998 年，新潟县立吉田医院引进了带有结构调强功能的内镜。将结构调强功能上调至 5 档，则可见到史无前例的清晰黏膜质感。

新机器使用后，不断遇到胃体部存在大量颗粒的病例，占内镜检查病例的一成左右。不禁怀疑是不是胃具有某种相同状态的人都是如此。Q230Z 焦点勉强抵近观察，见到了贯穿黏膜的血管，以注水管压迫后颗粒消失，放开后再次出现。压迫诊断的血管征阳性，确信就是血管。

随后，对颗粒间隔大小进行了研究。将注水导管尖端靠近黏膜进行观察，发现不到 1mm 的导管尖端相当于 2~3 个颗粒。判断间隔为 500μm 以下，比预想的还要细。

在新潟大学第 3 内科利用鼠胃进行实验时，发现了集合细静脉垂直贯穿黏膜内的情况。鼠胃黏膜与人类不同，没有炎症，黏膜非常漂亮。就此联想到这是否就是人类的集合细静脉，赶紧翻教科书。在翻阅川井启市先生监修的《胃的形态及其功能》第 2 版（医学书院，1994）时，土桥康成先生（京都府立医科大学病理）的论文中有关人集合细静脉的记载内容（**图 1**）。其中有一幅图是

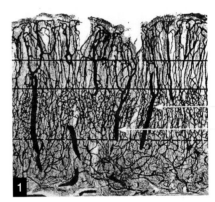

图 1　墨汁注射的血管构造图

在大致正常的人胃血管内注射墨汁制作的血管构造图，根据记载，放大倍数计算集合细静脉的间隔，大约为 350μm。这与 Q230Z 观察到的颗粒不是一样吗？说到底还真是集合细静脉！那么能清楚见到规则集合细静脉的就是如鼠胃一样没有炎症的正常胃，也就是无 *H.p* 感染的正常胃！

随后，对具有颗粒的胃黏膜进行尿素酶试验及培养，发现全部病例 *H.p* 阴性，组织也几乎没有炎症。相反，无颗粒的胃，全部为 *H.p* 阳性，黏膜组织伴有炎症。此后，总结了近 100 例病例，于当年秋天的消化道内镜学会甲信越地方会上进行了报道。

表序 −1 RAC 与食管、胃腺癌的关系（病灶为黏膜内癌或
浸润黏膜下）

	RAC 阳性	RAC 阴性	合计
Barrett 食管腺癌[*1]	6 例[a]	3 例[b]	9 例
胃贲门部癌[*2]	1 例[a]	7 例	8 例
胃窦与胃体腺癌[*2]	无	272 例	272 例
合计	7 例	282 例	289 例

[a] 该 7 例根据培养、病理及血清学确认为 H.p 阴性（很可能为非感染）。
[b] 该 3 例根据培养、病理及血清学确认为 H.p 阳性。
[*1] 这些是 1998—2006 年的病例。
[*2] 这些是 1998—2004 年的病例。

4. RAC 诞生后

根据内镜下 RAC 的有无（RAC 诊断），判断有无 H.p 感染的正确率在 90% 以上。笔者根据 RAC 诊断，判断有无 H.p 感染，分析上消化道腺癌的好发部位有无不同（表序 −1）。胃窦、胃体胃癌的背景黏膜均为 RAC 阴性，也就是内镜考虑为 H.p 感染的病例，而 9 例食道腺癌的胃背景黏膜（全部具有 Barrett 食管背景）中，6 例为 RAC 阳性，内镜下考虑为非 H.p 感染病例。这些病例进行活检组织学检查、培养、血清抗体检验，均为 H.p 阴性，病理像也为正常黏膜。自 20 世纪 90 年代以来，在美国、德国等欧美国家，Barrett 食管癌是一种发病率增加的腺癌。目前欧美 H.p 感染者很少，第二次世界大战以前常见的胃癌如今已经急剧减少。日本的年轻人中，非 H.p 感染者正在增加。21 世纪日本的胃癌也会急剧减少吧？如能进行 RAC 诊断，在内镜室就可感受到时代的变化与上消化道疾病的变迁。

5. 基于 RAC 放大像提出的慢性胃炎放大内镜分类（A–B 分类）

根据上述内容，就可理解慢性胃炎并非正常，而是病态的黏膜，因此表现极其多样。胃癌极少发生于正常胃黏膜，而是发生于所谓慢性胃炎的病态黏膜。因此，利用放大内镜对癌的黏膜内进展范围进行诊断时，熟知慢性胃炎的放大像是很有必要的。

笔者以 RAC 放大像得到的正常胃底腺黏膜为出发点，将病态的、多样的胃黏膜分为 5 类（A–B 分类）（图序 −3）。该分类也可表示 H.p 感染所致炎症导致正常胃黏膜发生何种变化（萎缩黏膜直至肠上皮化生）。

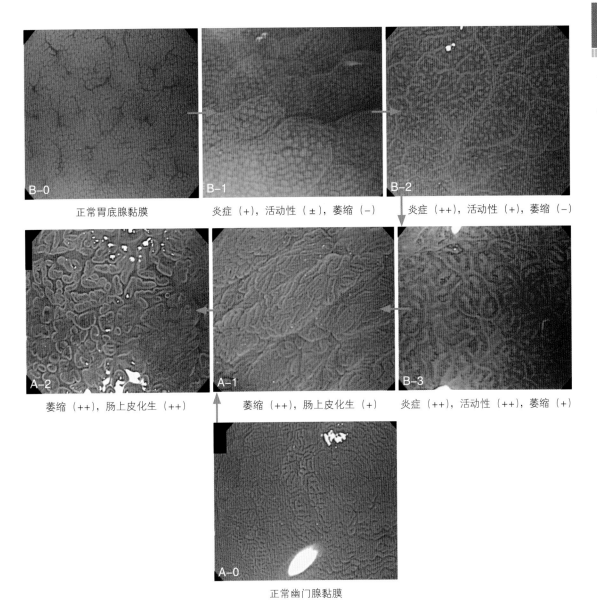

正常胃底腺黏膜 （B-0）

炎症（+），活动性（±），萎缩（-） （B-1）

炎症（++），活动性（+），萎缩（-） （B-2）

萎缩（++），肠上皮化生（++） （A-2）

萎缩（++），肠上皮化生（+） （A-1）

炎症（++），活动性（++），萎缩（+） （B-3）

正常幽门腺黏膜 （A-0）

图序 -3　基于白光内镜的 A-B 分类

2 稍歇一会儿

▶▶ RAC 诞生史（下）

1998 年，在学会做报告时，将红点规则排列的表现命名为 regular dotted redness（RDR）。"真的是血管吗？"这个问题受到不少医生的质疑。小越和荣先生（新潟县立癌中心新潟医院）也提出了建议，故决定以放大内镜（Q200Z）对 RDR 进行观察。动手做了以后，见到了鸟爪样明显可认为是血管的表现。将认为是集合细静脉的血管对焦的图片与间隔 500 μm 的测量尺在电脑显示器上显示出来，见**图 1**。这桩悬案得以解答，

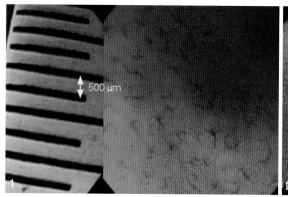
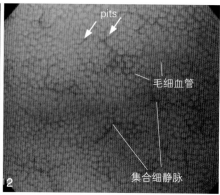

图 1　Q200Z 照片与 500 μm 测量尺的放大照片

图 2　Q240Z 所见非 *H.p* 感染胃底腺黏膜的放大像

即血管为间隔 400 μm 左右排列。其周围隐约可见网状物，但照片照不出来。联想到鼠胃的血管结构，那是围绕腺管的毛细血管网应无大谬。

1998 年 12 月，奥林帕斯开发部的 N 先生与新潟营业所的 M 先生访问我院。他们问我："放大胃镜根本没有人气，为什么您会默默地进行胃黏膜的放大观察呢？究竟在看些什么呢？"笔者回答说："通过观察胃的黏膜内血管就知道有无炎症。在日本，胃的黏膜微循环研究曾经很流行，因此，今后可能进入通过观察胃的黏膜内血管诊断胃病的时代。"另外也和他们提到，在集合细静脉周围隐约可见貌似毛细血管网的结构，如有放大到 100 倍的内镜，有望在网状结构中见到可能为腺窝开口的部位。"我们研究一下奥林帕斯能否生产这样的内镜！"他们这样回答我，并拿走了我的数据。

3 个月后，M 先生提着一个装有内镜的箱子回来了。"达不到 100 倍，只生产了能放大 80 倍的内镜。"这就是 1 年后销售的 Q240Z 样机。笔者立即利用这台内镜开始了放大观察。对几例有 RDR 的病例迫不及待进行了高倍放大观察。看见了！与想象

的一样，见到了集合细静脉及其周围的毛细血管网！也见到了腺窝开口部的黑点〔**图 2**〕！梦中的图像就出现在显示器上！当年的 DDW–Japan（如今改为 JDDW）在广岛举行，笔者在胃炎的内镜诊断专题会议上，做了题为"非 *H.p* 感染正常胃黏膜的内镜像与放大像"的报告。当时采用的还是 RDR 这一名称。主持的渡边英伸先生（新潟大学名誉教授）在专题会结束后，建议说："八木先生，用 RDR 这一名称不行！采用 redness 这一单词，欧美人会觉得是病态胃黏膜。集合细静脉没有错，再考虑一个新的用语吧。"在从广岛返回的新干线上，想出了集合细静脉的规则排列像，regular arrangement of collecting venules，缩写为 RAC。在发音方面，也是日本人容易发音的 [rʌk]，故就这么决定了。回新潟后，给渡边先生发邮件告知，他表示认可，并回信说"这个名词不错嘛！"因此，在论文中就采用了 RAC。

这就是 RAC 的诞生过程。

在此，对建议行放大观察的小越和荣先生、RAC 得以获名的渡边英伸先生，表示诚挚的谢意！

第**1**章　正常胃黏膜的普通及放大内镜像

本书中，多次采用的"正常胃""正常胃黏膜"等用语，指的是连炎症也没有的正常胃或胃黏膜。

没有癌灶但呈非正常胃黏膜表现时，采用"非癌"或"胃炎黏膜"的称谓。如不理解正常胃的内镜像，则无法理解胃炎的内镜像，对于癌的内镜诊断也必将产生混乱。因此，本章介绍正常胃黏膜的放大内镜像（放大像），对普通内镜像也加以介绍。

1. 非 *H.p* 感染病例的幽门腺、胃底腺、贲门腺的分布

利用 RAC 诊断，观察非 *H.p* 感染病例的内镜像，发现既往笼统地认为幽门腺位于胃窦、胃底腺位于胃体部、贲门腺位于食管胃结合部以远约 2cm 处是错误的。因为 RAC 阳性病例，即使在胃窦部（远离幽门管处），也可活检到胃底腺黏膜。幽门管周围往往可见到树枝状血管（**图 1-1a**），该处活检可确认为幽门腺黏膜。而在其头侧，可见被视为集合细静脉的点状发红（**图 1-1b**），活检可确认胃底腺的存在。

在非 *H.p* 感染病例，贲门腺区域非常狭窄（**图 1-2a~c**）。犹如将扁平上皮卷起来般地对食管胃结合部进行活检，也肯定可以取到胃底腺黏膜。贲门腺存在范围仅数毫米。*H.p* 感染病例的幽门腺向胃近端扩展，而贲门腺向胃远端扩展（**图 1-2d**），使胃底腺区域变窄。

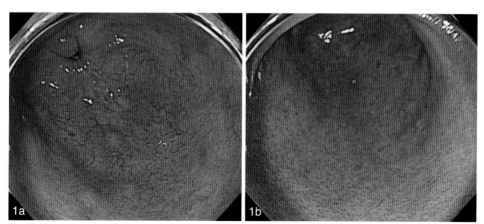

图 1-1a　无 *H.p* 感染的正常胃窦幽门腺区域的普通内镜像
　　 1b　无 *H.p* 感染的正常胃窦部近侧的普通内镜像

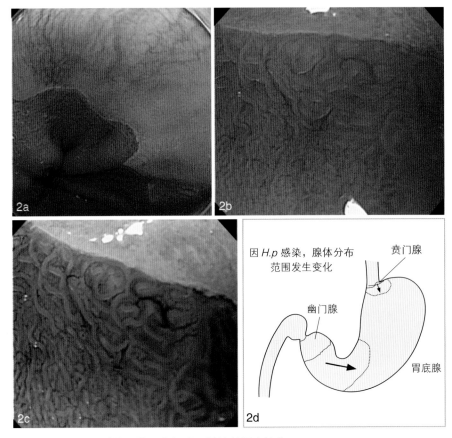

图 1–2a　无 *H.p* 感染正常胃贲门腺区域的普通内镜像

　　2b　图 1–2a 的放大像　上方为贲门腺腺窝上皮的形态，下方黏膜提示为胃底腺。应为集合细静脉的血管延伸至鳞状上皮 – 柱状上皮结合处下方。

　　2c　图 1–2b 的 NBI 放大像

　　2d　胃底腺黏膜、幽门腺黏膜及贲门腺黏膜的分布　因 *H.p* 感染，幽门腺、贲门腺区域扩大，而胃底腺区域变窄。

2. 正常胃窦的内镜像

1）普通内镜像

　　在胃窦部，可透见到树枝状血管的区域为幽门腺区域（**图 1–1a**）。在幽门腺区域，由于集合细静脉很不发达，故看不到集合细静脉形成的点状发红。然而，在近侧的胃窦部，树枝状血管消失，逐渐见到类似集合细静脉的点状发红（**图 1–1b**）。这种区域里，往往存在胃底腺，但并无类似胃体部的发达集合细静脉，故极少出现如 RAC 般的集合细静脉规则分布图像。

2）放大内镜像

　　幽门腺区域的放大内镜像特征是呈管状田垄样黏膜微结构中可见到线圈状毛细

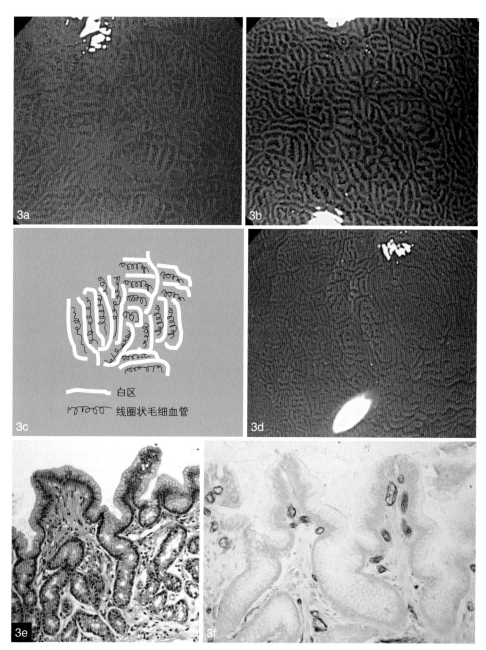

图 1-3a 胃窦部幽门腺区域的放大内镜像

　　3b 胃窦部幽门腺区域的 NBI 放大像

　　3c 图 1-3b 示意图

　　3d 胃窦部幽门腺区域的醋酸涂布放大内镜像

　　3e 幽门腺的病理像

　　3f 幽门腺区域的 CD34 免疫染色病理像　血管内皮被染成茶色。

血管（图 1-3a~d）。黏膜微结构由白区（white zone）[放大小知识② （第 12 页）] 构成边缘。在组织学上，正常幽门腺黏膜的腺窝上皮形成微微突向管腔侧的绒毛状结构（图 1-3e）。由于绒毛状结构的头端存在血管（图 1-3f），故黏膜微结构的田垄状

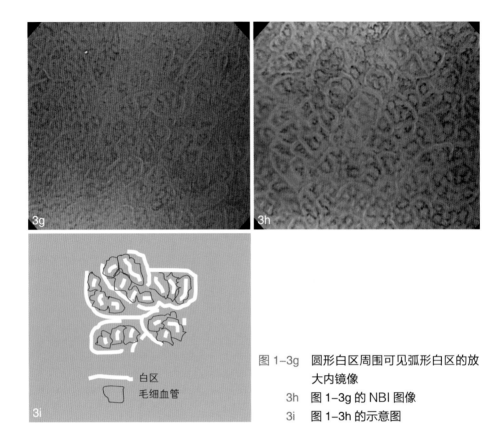

图 1-3g　圆形白区周围可见弧形白区的放
　　　　 大内镜像

3h　图 1-3g 的 NBI 图像

3i　图 1-3h 的示意图

部分可见线圈状血管。有些病例的放大像中，可在圆形白区的周围见到弧形白区（图 1-3g，h），这种表现也见于正常幽门腺区域。

　　正如普通内镜像部分所述，由于几乎没有集合细静脉，故无法见到胃体部那样的 RAC 放大内镜像。

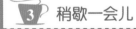 **稍歇一会儿**

▶▶ **糜烂与慢性胃炎**

　　无 *H.p* 感染的胃窦部出现糜烂并不少见。糜烂表现注意不要与慢性胃炎相混淆。慢性胃炎是指胃作为炎症发生的场所，可由各种疾病引起。如将仅存在数个糜烂的黏膜局部变化称为胃的慢性炎症，则会妨碍对慢性胃炎的理解。

放大 **小 知识 1** **腺体的解剖结构及各部位名称**

对胃黏膜进行放大观察时，可见圆孔形成的明显开口样变化（**图1**）或沟样变化（**图2**）等各种凹陷及隆起。然而，组织学上均由基本的"山"与"谷"构成。放大像中，圆孔中能被辨认为开口的部分在组织学上为"谷"，绒毛状变化周围的沟渠部分亦为"谷"。另一方面，围绕圆形开口的堤状部分为"山"，绒毛状构造亦为"山"。放大内镜诊断时，对于病理组织学的用语有统一的必要。因此，现在"谷"的部分称为腺窝，"山"的部分称为"窝间部"（腺窝之间），

连接"山"与"谷"的上皮称为腺窝边缘上皮（**图3，图4**）。诚如胃底腺黏膜，如存在圆形开口部，则"谷"的部分无疑为腺开口部，而萎缩黏膜的管状图案或肠上皮化生的乳头状放大内镜像中，将"谷"的部分视为腺窝开口部是否合适，笔者认为仍是悬案一桩。目前，笔者认为如同萎缩黏膜一样，腺窝形成"沟"样构造，则基本上认为是类似幽门腺黏膜，这种腺窝并无腺开口部的功能，而是由于黏膜伸缩所致。

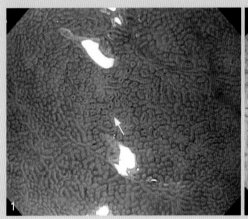

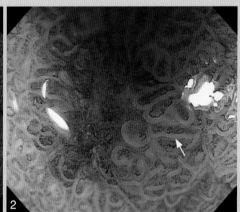

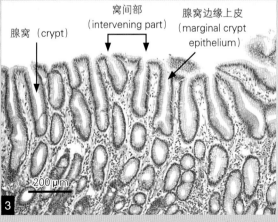

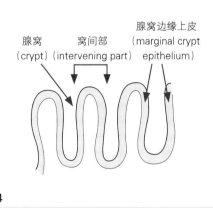

图1 NBI放大内镜观察到圆形的腺开口部（箭头） 观察除菌后胃底腺黏膜。

图2 见不到圆形开口部，NBI放大内镜显示白色边缘形成的管状黏膜微结构（箭头）*H.p* 胃炎萎缩黏膜、糜烂的放大观察。

图3 黏膜的解剖学用语

图4 黏膜（示意图）的解剖学用语

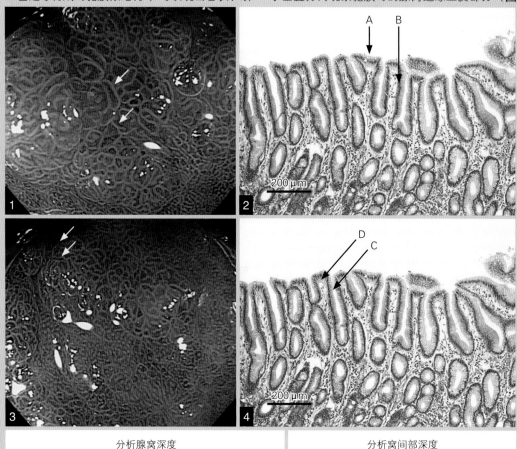

放大

小 知识 2　　何为白区？

放大内镜观察胃黏膜时，往往可见沿血管的白色边缘，尤其采用 NBI 光源时更加明显。这些白色边缘构成的黏膜微结构，可表现出管状、鳞状等特征。笔者将这种白色边缘（图1）称为白区，用于放大内镜诊断。在组织学上，白区相当于垂直方向观察黏膜时的腺窝边缘上皮部分（图

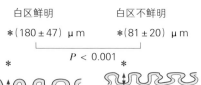

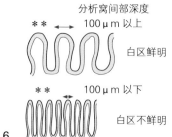

图 1　可见到白区（箭头）的放大像　垂直黏膜观察。

图 2　图1的病理像　垂直黏膜观察的入射光方向。

图 3　可见到白区（箭头）的放大像　斜行观察。

图 4　图3的病理像　斜行观察黏膜的入射光方向。

图 5　观察到鲜明的白区所需的腺窝深度

图 6　观察到鲜明的黏膜微结构边缘白区所需的窝间部宽度

2）。从 A 方向的光线透过窝间部的一层上皮，被间质血管内的红细胞、血红蛋白吸收，显示出茶色的血管。而从 B 方向的光线，散射至腺窝边缘上皮的后方，无法到达间质血管，因此显示出白色。不过，放大内镜并非总是从垂直黏膜方向观察，有时为斜行放大观察，这种情况下也可观察到白区（图 3）。此时，光线为斜行进入，C 方向的光通过腺窝部与腺窝边缘上皮连接的部分，在后方散射，照不到间质血管，所以呈白色。而另一方面，D 方向（图 4）的自腺窝边缘上皮与腺窝部交界处射入的光线，通过第一层的上皮后，被上皮下间质的血管吸收，呈现茶色的血管轮廓。也就是说，如观察到白区，则表示在光线的行进方向上具有一定长度的上皮部分。那么，要见到白区腺管需要形成多深的腺窝呢？根据笔者的实验分析，如图 5 所示，腺管形成的腺窝在 80 μm 以内，则白区不鲜明化的倾向非常明显。另外，对于腺窝部在 100 μm 以下的非常紧密的腺管构造，白区作为黏膜微结构的白缘，难以辨认（图 6）。然而，白区是放大内镜诊断的重要表现，其辨识的机制，今后仍有必要进行详细探讨。

3. 正常胃体的内镜像

1）普通内镜像

非 *H.p* 感染的正常胃，具有分泌胃酸与胃蛋白酶等胃特有功能的胃底腺区域比例很大，胃体部包括小弯侧，全部由胃底腺构成（图 1-4a）。

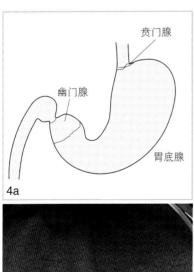

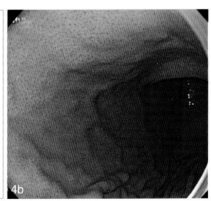

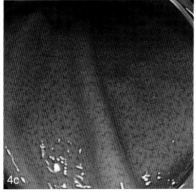

图 1-4a 非 *H.p* 感染正常胃的胃底腺
黏膜、幽门腺黏膜和贲门腺
黏膜的分布
4b RAC 像
4c RAC 近观图像

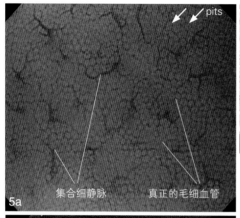
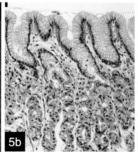
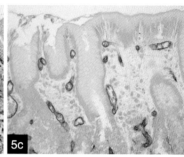
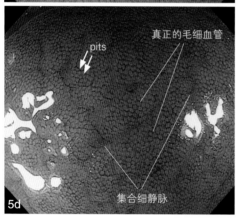

图 1-5a　非 *H.p* 感染正常胃的胃底腺区域放大内镜像（RAC 放大像）

5b　非 *H.p* 感染正常胃的胃底腺病理像

5c　非 *H.p* 感染正常胃的胃底腺 CD34 免疫组化图像 血管被染成茶色

5d　非 *H.p* 感染正常胃的胃底腺区域 NBI 放大像

非 *H.p* 感染的正常胃体部，见不到"萎缩区域所见的树枝状透见血管"，可见到如**图 1-4b** 所示的规则排列的微细红点。这些微细红点为集合细静脉，笔者将其命名为"RAC（集合细静脉的规则性排列）"。抵近观察时，可见呈鸟爪样模样，便可知其为血管（**图 1-4c**）。

H.p 除菌后，非萎缩区域内再现 RAC 并不少见。对于几乎没有萎缩的年轻十二指肠溃疡患者，除菌后再次出现 RAC，有时与非 *H.p* 感染病例难以区别。

2）放大内镜像

放大内镜下可见集合细静脉为鸟爪样血管，其周围形成毛细血管网，恰似将针孔样腺窝开口连接起来（**图 1-5a**）。这些毛细血管于黏膜的生发层附近汇合成集合细静脉，垂直黏膜固有层下行。

这些垂直黏膜固有层下行的集合细静脉，放大内镜下呈鸟爪样。白光内镜下呈点状，表现为 RAC。组织学上为既无炎症又无萎缩的正常胃底腺黏膜（**图 1-5b**）。腺管密度高，腺窝开口宽度非常小，形成腺窝开口的腺窝上皮周围，由毛细血管连接起来（**图 1-5c**）。NBI 放大观察时，腺窝开口呈黑点，更易于观察，毛细血管网也

小知识3 胃黏膜的微小血管构造

图1所示为胃黏膜的微小血管构造。

发出胃黏膜动脉丛的小动脉支，在发出分支的同时，成为细动脉（arteriole），贯穿黏膜肌层，在黏膜固有层移行为上行毛细血管网（capillary network）。这些毛细血管如同将各腺管连接起来。毛细血管于表层被盖上皮下移行为表层细静脉丛，通过后毛细血管细静脉（post-capillary venule），汇入明显粗于毛细血管的集合细静脉（collecting venule）。集合细静脉于黏膜固有层内垂直或稍斜下行，贯穿黏膜肌层，注入黏膜下的静脉层。RAC即为集合细静脉自垂直方向观察的表现。

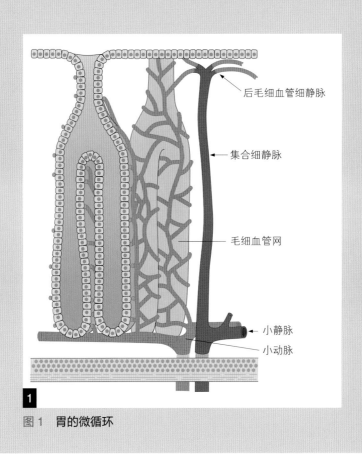

后毛细血管细静脉

集合细静脉

毛细血管网

小静脉
小动脉

1

图1　胃的微循环

很清楚（**图1-5d**）。然而，集合细静脉呈微微淡绿色，给人对比度不强的印象。这是因为集合细静脉不是位于表层，而是源自生发层附近（约表层以下200μm），短波长的茶褐色光发生散射，出现青色色调。

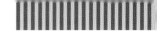

<table><tr><td>第</td><td>**2**章</td></tr></table>

慢性胃炎的
放大内镜像

慢性胃炎绝大多数由 *H.p* 所致。本书中所提到的胃炎，指的是 *H.p* 导致的慢性胃炎。胃癌周围非癌黏膜多为胃炎黏膜。为正确诊断癌的范围，必须掌握胃炎的放大内镜像。

1. 胃炎的放大内镜分类（A-B 分类）

尽管慢性胃炎的放大像丰富多彩，但随着胃炎的进展，变化还是具有一定规律的。从正常胃底腺黏膜的放大像，到萎缩黏膜、肠上皮化生，胃黏膜的变化，可用 A-B 分类进行描述（图序 -3，图 2-1）。A 分类表示胃窦部与胃体部萎缩黏膜 [A 是胃窦（antrum）和萎缩（atrophy）的简称]，B 分类表示胃体部的无萎缩黏膜 [B 代表胃体（body）]。表 2-1 列举了不同分类各自的放大内镜像特征。

作为外分泌器官，胃黏膜表面存在圆形的腺窝开口。然而，炎症及萎缩导致开口形态发生变化，最终出现类似吸收器官——肠的黏膜性状。A-B 分类显示了这一变化过程（图 2-2）。

表 2-1　A-B 分类的放大内镜像汇总

内镜下非萎缩黏膜的放大像	
B-0 型	RAC 的放大像。鸟爪样集合细静脉周围可见毛细血管网，其中央可见针孔状腺窝开口
B-1 型	可见到圆形腺窝开口，其周围可见毛细血管，见不到集合细静脉
B-2 型	集合细静脉与毛细血管均见不到。可见到增大的椭圆形腺窝开口及胃小沟
B-3 型	集合细静脉与毛细血管均见不到。卵圆形腺窝开口进一步增大
内镜下萎缩部或胃窦部的放大像	
A-1 型	放大像呈管状黏膜样。腺窝开口呈沟状变化，与细长的胃小沟连续，呈增生形态表现。有时，细长的胃小沟尚可见到残留的椭圆形腺窝开口形态。毛细血管沿着黏膜微结构的底部走行
A-2 型	呈颗粒状或乳头状放大像。与 A-1 型相比，胃小沟更深。在颗粒状或乳头状黏膜微结构的中心，可见螺旋状走行的毛细血管
H.p 非感染病例的胃窦放大像	
A-0 型	呈规则的管状黏膜微结构。沿黏膜微结构可见到毛细血管。圆形或椭圆形的白区周围，有时可见到弧形的白区

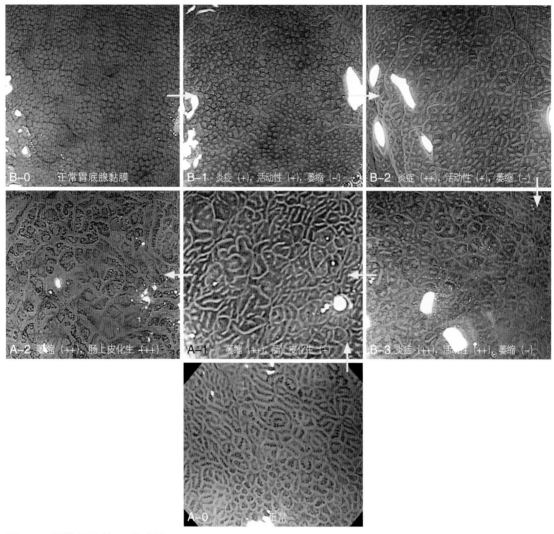

图 2-1　根据 NBI 的 A-B 分类

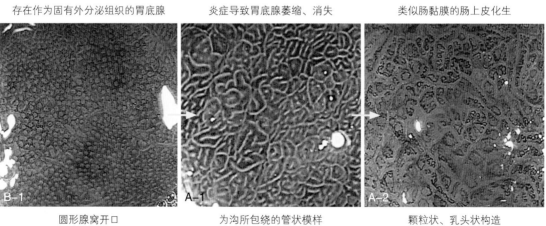

图 2-2　A-B 分型的概念

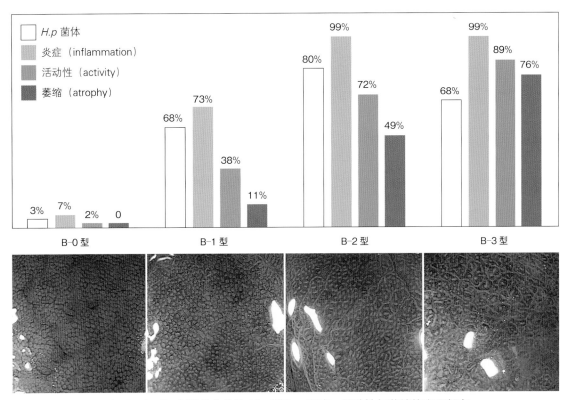

图 2-3　B-0、B-1、B-2、B-3 型放大像的 *H.p* 菌体、炎症、活动性与萎缩的出现频率

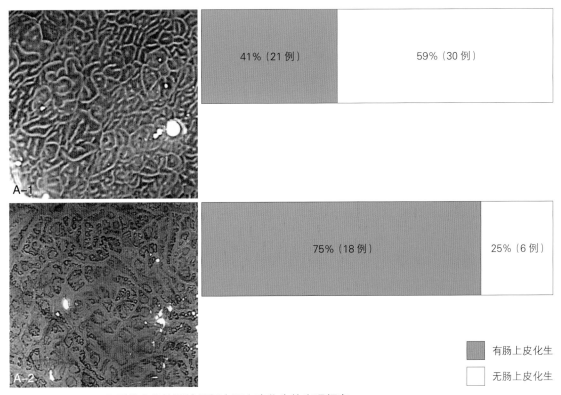

图 2-4　A-1、A-2 型放大像的活检组织中肠上皮化生的出现频率

19

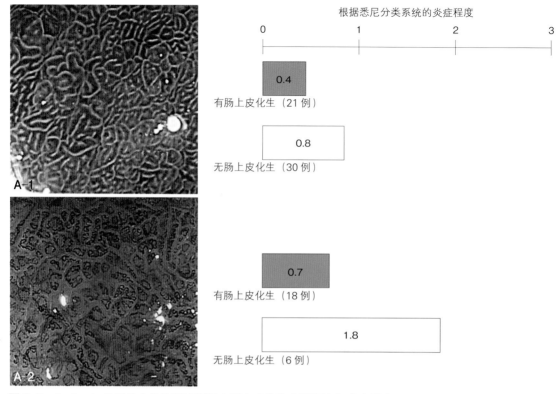

图 2-5　A-1、A-2 型放大像的活检组织中肠上皮化生出现频率与炎症程度

A-B 分类中，B 分类的 $H.p$ 菌体、炎症、活动性与萎缩（根据悉尼系统）的出现频率如**图 2-3** 所示；A 分类的肠上皮化生出现频率如**图 2-4** 所示，炎症程度如**图 2-5** 所示。

 稍歇一会儿

▶▶ 为什么会出现 A-B 分类？（上）

笔者撰写论文报道非 $H.p$ 感染性正常胃与慢性胃炎的放大像时，采用的是 Z 分类。为什么是 Z 分类呢？

当时，考虑到胃的放大内镜研究完全停滞，通常的名称没有影响力，故采用了上消化道放大内镜 Q240Z 的 "Z"（zoom 之意）作为分类，而作为对照的非 $H.p$ 感染性的正常胃底腺黏膜普遍、绝对存在，则作为 0，即为 Z-0 型。其他根据炎症的程度、腺管构造的破坏程度，分为 Z-1、Z-2、Z-3 型。

发现 "0" 的古代印度人、制造零式战斗机的日本人，带着好玩的心态，设计了这样的命名。该论文想强调非 $H.p$ 感染性胃黏膜的放大像，并非想设计胃炎的分类，故在讨论中将萎缩黏膜部分删除了。

2005 年，担任 2006 年 JDDW 消化内镜学会总会会长的田中三千雄先生（富山大学光学医疗诊疗部）安排笔者报告胃炎的分类，因此不得不制订缺失的黏膜萎缩分类。

2. A-B 分类的详细内容

A. 胃体部的放大像

1) B-0 型

为正常胃底腺黏膜的放大像。鸟爪样集合细静脉周围可见毛细血管网，其中央可见针孔状腺窝开口。

2) B-1 型

见不到集合细静脉，但可见到毛细血管，腺窝开口保持圆形（**图 2-6a**）。NBI 可见到腺窝开口部的黑点，其周围可见白色的圆形镶边（**图 2-6b**）。该白色镶边即为白区，表示形成腺窝开口的腺窝边缘上皮层。腺窝开口呈圆形，但与 B-0 型相比，腺体密度不整齐。组织学特点是，尽管存在炎症细胞浸润，但腺窝开口部腺窝构造得以保持，嗜中性粒细胞浸润较少（**图 2-6c**）。

3) B-2 型

集合细静脉与毛细血管均见不到，圆形的腺窝开口成为椭圆形，形成沟状胃小沟（**图 2-7a，b**）。腺窝开口周围的窝间部分多见不到毛细血管。在组织学上，可见到腺窝上皮的变性与腺窝开口增大（**图 2-7c**）。这些腺窝开口部的黏液内可见到 *H.p* 菌体（**图 2-7d**）。

4) B-3 型

腺窝开口增大呈卵圆形，其周围出现密布的胃小沟，圆形腺窝开口周围有胃小沟连接（**图 2-8a，b**）。有时也可见到腺窝开口小，非卵圆形，而呈裂隙状。腺窝开口周围的窝间部增宽，有时可见管状模样。如炎症较重，NBI 检查时往往可见到屈曲的毛细血管（**图 2-8c**）。组织学上，可见到腺窝开口增大、不规则及固有腺体的萎缩（**图 2-8d**）。

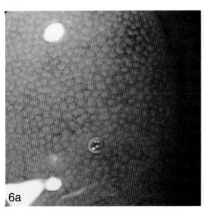
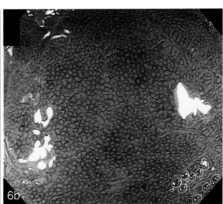
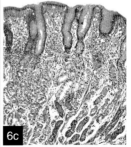

图 2-6a　B-1 型的放大像　白光。
　　6b　B-1 型的放大像　NBI 光。
　　6c　B-1 型的病理像

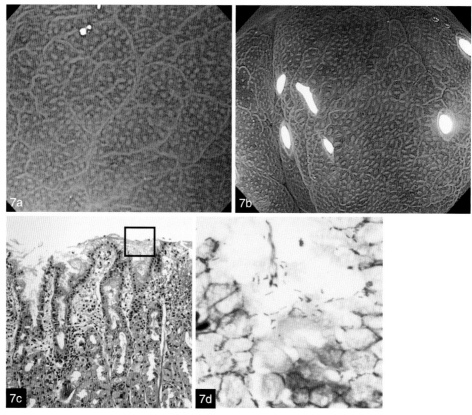

图 2-7a　B-2 型的放大像　白光。

　　7b　B-2 型的放大像　NBI 光。

　　7c　B-2 型的病理像

　　7d　图 2-7c 黑框部分的 Giemsa 染色

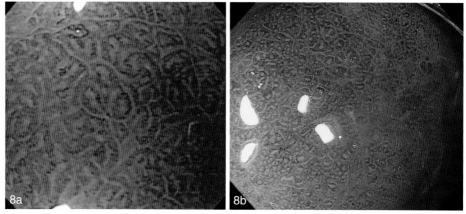

图 2-8a　B-3 型的放大像　白光。

　　8b　B-3 型的放大像　NBI 光。

5）A-1 型

　　随着体部萎缩的进展，胃底腺消失，代之以幽门腺化生（图 2-9a）。因此，放大像也呈现类似胃窦部的表现。也就是见于非萎缩部的圆形、卵圆形腺窝开口减少，

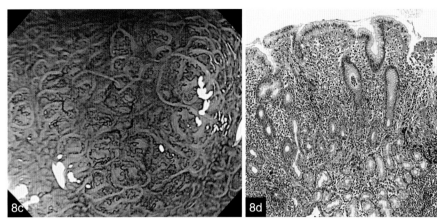

图 2-8c　B-3 型的放大像　毛细血管醒目的 B-3 型放大像。
　8d　B-3 型的放大像

白区成为沟状，为白区所包绕的部分呈管状模样（**图 2-9b, c**）。这种表现属 A-1 型。另外，尽管血管网比较鲜明，但形成管状模样的白区有时不明显（**图 2-9d**）。然而，即使在这些部位，如果用醋酸撒布使黏膜对比增强后，管状黏膜微结构也可清晰可见（**图 2-9e**）。

 稍歇一会儿

▶▶ 为什么会出现 A-B 分类？（下）

为制订萎缩黏膜的放大分类，笔者长时间对萎缩部位进行放大观察、活检，将放大像与病理像进行对比，并加入了对胃窦放大像与病理像的对比。分类无疑以简单为宜。在观察丰富多彩的萎缩黏膜放大像与胃窦扩大像的过程中，发现萎缩部与胃窦的放大像极其相似。萎缩部为 atrophy，胃窦为 antrum，两者首字母均为"A"。因此将两者综合起来，成为 A 分类。A 分类分为 3 种类型，A-0 代表非 *H.p* 感染性幽门腺区域的放大像（此处的 0 与 Z-0 中的 0 相同），A-1 为管状微结构，A-2 为颗粒状、乳头状微结构。加上 Z 分类中的 4 种类型，一共 7 种类型，如果再增加其他类型，就显得过于繁杂，因此就诞生了 A-Z 分类。这一分类讲述了 *H.p* 感染导致胃黏膜从正常至炎症、萎缩与肠上皮化生的历史。

不久以后，大阪成人病中心的朋友上堂文也先生给我发来邮件："在演讲中想使用 A-Z 分类，希望得到您的许可，不过 Z 的首字母采用什么呢？"A 很容易理解，但 Z 是什么呢？这是很自然的想法。因此，开始对抱着好玩的心态命名的 Z 分类产生了"仇视"。在世界范围推广时，这种命名太奇葩了，如果 A 代表 atrophy 和 antrum，那么体部的分类应取 fundus 的 F 或 body 的 B。然而，井田和德教授（朝日大学村上纪念医院内科）已有胃小区的 F 分类。因此，将 B 分类取代 Z 分类，结合 A 分类，形成了 A-B 分类。询问上堂先生时，他回答："这是在容许范围内。"然而，亚洲、欧洲和南美等很多国家已经采用了 Z 分类，Z 分类已经"独自先行"了。因此，对于所见及分类的命名不可不慎啊。

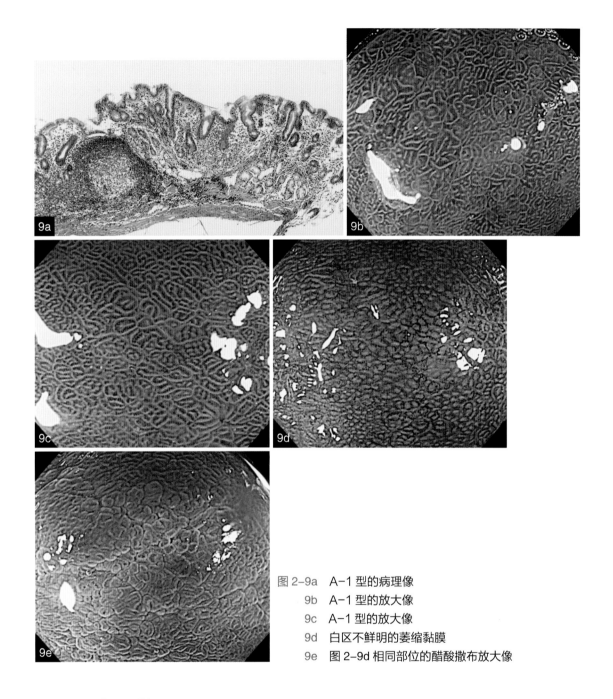

图 2-9a　A-1 型的病理像

9b　A-1 型的放大像

9c　A-1 型的放大像

9d　白区不鲜明的萎缩黏膜

9e　图 2-9d 相同部位的醋酸撒布放大像

6）A-2 型

　　在萎缩黏膜中，白区包绕的颗粒状、乳头状的微结构中，NBI 放大像中常可见到螺旋状的微小血管（图 2-10a）。这种类型称为 A-2 型。与 A-1 型相比，A-2 型的肠上皮化生频率高（图 2-4）。在 NBI 放大像中，反映了肠上皮化生的乳头状病理像（图 2-10b）。如无肠上皮化生，萎缩黏膜往往伴有高度炎症细胞浸润的倾向（图 2-5）。有时也可白区轮廓不清，颗粒状、乳头状微结构不明显（图 2-10c）。然而，醋酸撒布后，颗粒状、乳头状黏膜微结构就会变得鲜明（图 2-10d）。

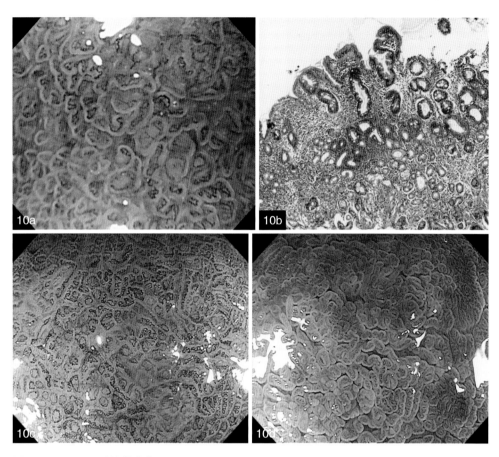

图2-10a　A-2 型的放大像

　　10b　图 2-10a 的病理像　肠上皮化生。

　　10c　A-2 型的放大像

　　10d　图 2-10c 相同部位的醋酸撒布放大像

B. 胃窦的放大像

1）A-0 型

　　为非 *H.p* 感染病例的胃窦放大像。呈规则的管状黏膜微结构，沿着这些结构，可见到毛细血管。有时在圆形或椭圆形的白区周围，可见到弧形的白区。

2）A-1 型

　　无论有无 *H.p* 感染，胃窦的放大像变化不大。感染病例可出现管状微结构的大小与方向不同（图 2-11a,b）。即使是圆形或椭圆形白区周围由弧形白区连接的类型，也出现大小不同与方向性不同（图 2-12a，b）。尽管放大像有所不同，病理像也无大的差别（图 2-11c，图 2-12c）。这些类型定为 A-1 型。

　　胃窦的放大像与病理像相关性差，呈现细长的管状微结构，也可能并无肠上皮化生（图 2-13a，b），呈现腺窝开口样放大像，却可能存在肠上皮化生（图 2-14a，b）。

25

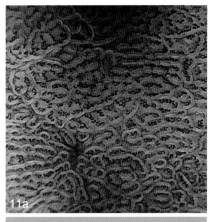

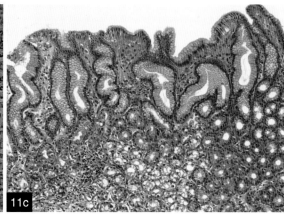

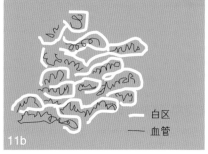

图 2-11a　A-1 型的放大像　NBI 光。

11b　图 2-11a 的示意图　白区形成管状微结构，其窝间部可见螺旋状血管。

11c　图 2-11a 的病理像

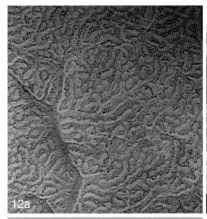

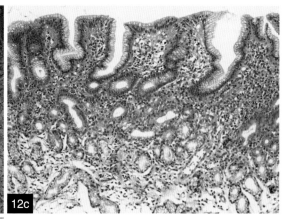

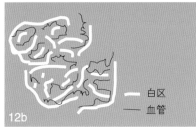

图 2-12a　A-1 型的放大像　NBI 光。

12b　图 2-11a 的示意图　白区形成圆形或椭圆形微结构，由弧形白区连接，窝间部可见螺旋状血管。

12c　图 2-12a 的病理像

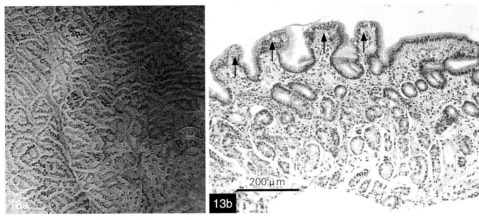

图 2-13a　A-1 型的放大像　NBI 光。
　　13b　图 2-13a 的病理像　在三维结构中，窝间部有可能呈乳头状突出（箭头）。

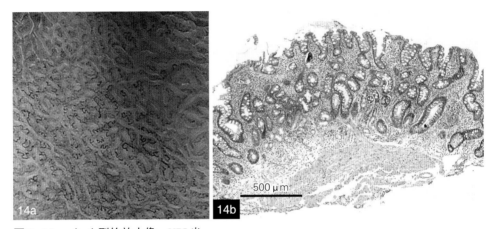

图 2-14a　A-1 型的放大像　NBI 光。
　　14b　图 2-14a 的病理像　肠上皮化生黏膜，考虑为化生上皮模拟了腺窝构造。

3) A-2 型

　　在胃窦部，即使在颗粒状或乳头状的微结构中，有时也可见到螺旋状的微小血管（与胃体部相同）。肠上皮化生的频率、炎症的程度如**图 2-4**（第 19 页）、**图 2-5**（第 20 页）所示。

3. 成功除菌后的放大内镜像改变

　　除菌后，*H.p* 消失，炎症细胞浸润也随之消退，残留有胃底腺的黏膜发生腺窝上皮构造的改变，通过放大内镜可观察到这一变化。但萎缩黏膜与胃窦部则见不到明显变化。也就是说，通过放大内镜观察，判断除菌成功与否，必须观察胃体部的非萎缩区域。另外，经过长时间（数月至数年）后，萎缩黏膜可出现胃底腺的再生，放大内镜可观察到这一现象。

知识 4 何为亮蓝冠（light blue crest，LBC）？

LBC 由 Uedo 等人于 2006 年报道。对 H.p 持续感染的慢性胃炎黏膜进行 NBI 放大观察时，白区外缘可见到蓝白色线状部分（图1）。Uedo 等认为，LBC 的频率与见于肠上皮化生的刷状缘标志物 CD10 密切相关（图2），十二指肠黏膜的边缘也可见到这一现象，推测是由于肠上皮化生的刷状缘微绒毛对短波长窄带光的反射现象。实际上，在组织学上已经确认存在肠上皮化生的部位 LBC 出现频率高。

以如下患者为例，除菌后胃窦小弯侧可见泛红隆起（图3，箭头）。NBI 也可见到色调改变（图4，箭头）。放大观察，可见到 LBC 阳性的上皮，诊断为肠上皮化生的区域（图5虚线的范围）。对 LBC 阳性（a）和阴性（b）的区域分别进行活检（图5）。a 的活检结果为肠上皮化生（图6），b 为无肠上皮化生的幽门腺黏膜（图7）。色调的改变，考虑为肠上皮化生所致。这样就可通过 LBC 对肠上皮化生进行特异性诊断。今后，LBC 是放大内镜诊断的重要表现。

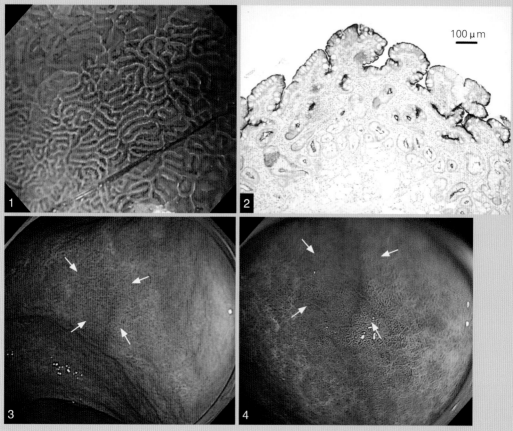

图 1 淡蓝冠（LBC）像
图 2 CD10 阳性黏膜
图 3 胃窦小弯侧可见泛红隆起（箭头）。
图 4 NBI 放大亦可见色调改变（箭头）。

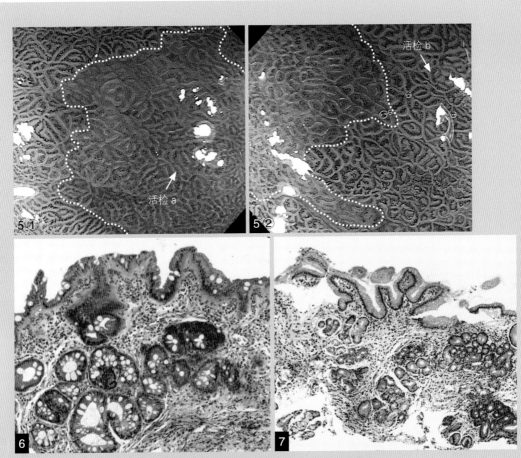

图5　如虚线内区域，观察图3、图4的箭头所示区域，可见到亮蓝冠。
图6　图5a中a处活检的病理像　存在肠上皮化生。
图7　图5b中b处活检的病理像　无肠上皮化生，为幽门腺黏膜。

A. 成功除菌后的胃黏膜放大像

　　对胃底腺区域进行放大内镜观察时，除菌前多为B-1型或B-2型。另外，关注腺窝开口部时，中心几乎见不到针孔状开口，腺窝开口的形状与排列均不规则（图2-15a，b；图2-16a，c）。

　　而成功除菌后，腺窝开口部可见到黑色针孔状开口，同时也可见到围绕开口的上皮呈同心圆状的白区（图2-15c，d；图2-16e，g）。笔者将针孔状开口命名为针孔pit。除菌不成功的病例，几乎不出现针孔pit，腺窝开口的形状与排列仍然紊乱。

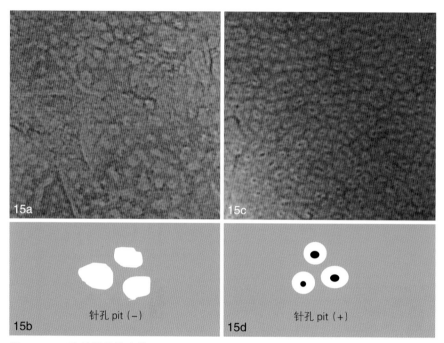

图 2-15a　除菌前的放大像

　　　15b　除菌前腺窝开口的示意图

　　　15c　成功除菌后的放大像

　　　15d　成功除菌后的腺窝开口示意图

　　对比放大像与病理像，除菌前腺体形状不规整（**图 2-16b**），腺窝开口内存在上皮凸起（**图 2-16d**）。因此，光线无法进入腺窝开口深部，也就见不到针孔 pit。另外，腺体轮廓也是凹凸不平，高度各异（**图 2-16b，d**），腺窝开口的整体形状与排列紊乱。

　　另一方面，除菌成功后，腺体形状变得规则，结构改善，光线可到达腺窝开口深部（**图 2-16f，h**），可见到针孔 pit，形成腺窝开口的上皮也因对比良好，可观察到环状白区（**图 2-16g，h**）。

B. 萎缩黏膜中胃底腺再生的放大像

　　笔者以前曾对成功除菌的病例进行数年的随访观察，比较了胃体小弯侧的放大像与活检病理像。结果发现胃底腺再生的病例与萎缩无改善的病例，腺窝上皮的放大像存在差异。

　　即使是除菌前判断为萎缩黏膜的区域，对**图 2-17a** 所示的存在针孔 pit 的圆形腺窝开口部分进行活检，取到了伴有胃底腺的组织（**图 2-18a**）。然而，对**图 2-17c** 所示的萎缩黏膜提示管状微结构的部分进行活检，取到的却只有萎缩组织（**图 2-18b**）。对各自的放大像与病理萎缩程度按照悉尼系统（Sydney system）进行探讨，发现图

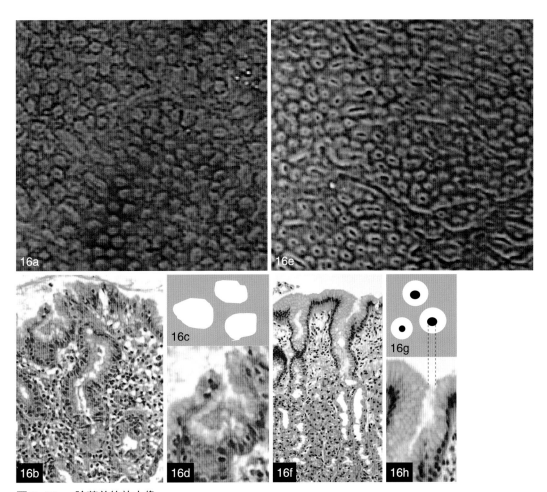

图 2-16a 除菌前的放大像

16b 除菌后的病理像

16c 除菌前的腺窝开口示意图

16d 除菌前的腺窝开口病理像

16e 成功除菌后的放大像

16f 成功除菌后的病理像

16g 成功除菌后的腺窝开口示意图

16h 成功除菌后的腺窝开口病理像

2-17b，d 所示放大像，存在针孔 pit 的圆形腺窝开口的，要么没有萎缩，即使有也是轻度，而管状微结构的部分萎缩呈高度或中度。

这一发现提示存在"胃腺窝上皮的立体构造由其深部的固有腺所决定"的规律。

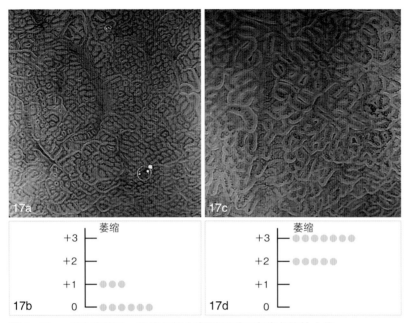

图 2-17a　成功除菌后，胃体下部小弯侧见到胃底腺者的放大像

　　17b　图 2-17a 放大像的萎缩评分

　　17c　成功除菌后，胃体下部小弯侧仍然呈萎缩状态者的放大像

　　17d　图 2-17c 放大像的萎缩评分

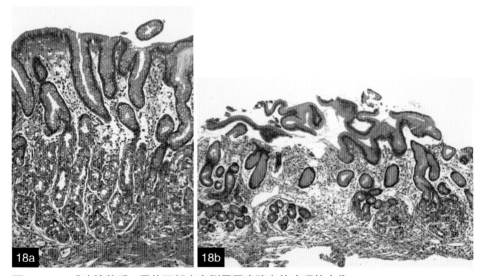

图 2-18a　成功除菌后，胃体下部小弯侧见胃底腺者的病理放大像

　　18b　成功除菌后，胃体下部小弯侧仍呈萎缩状态者的病理像

放大 小知识 5　萎缩黏膜放大像中的沟状结构是腺窝开口吗?

慢性胃炎的胃体非萎缩区域（存在胃底腺）和萎缩黏膜（胃底腺消失）的放大像有所不同。非萎缩黏膜区域，不论圆形还是椭圆形腺窝开口，主体都是作为外分泌器官的腺窝开口（图 1a，b），萎缩黏膜区域的主体则是由称为"胃小沟"的沟状白区构成（图 2a，b）。非萎缩黏膜区域的圆形腺窝开口样结构代表"分泌酸或胃蛋白酶"的导管，正如文字"腺窝开口"所言。然而，沟状结构很少见到腺窝开口，组织学上圆形腺窝开口与沟状结构均为腺窝上皮的"谷"部（图 1c，d；图 2c，d）。因此，萎缩区域的沟状结构可能是原本呈圆形的腺窝开口部出现炎症与萎缩，从而表现出沟状变化吧。

笔者是这样考虑的：发生萎缩的胃体部黏膜的固有腺体，不是胃底腺，而是发生幽门腺化生。因此，腺窝上皮的结构与幽门腺黏膜类似。幽门腺黏膜与胃底腺区域不同，不是外分泌区域，而是承担蠕动功能。黏膜为耐受剧烈的蠕动，变为手风琴样可伸缩结构。也就是说，萎缩的胃体黏膜的腺窝上皮也成为类似幽门腺腺窝上皮的结构，这样沟状结构的变化就易于理解。

"腺窝上皮的立体构造随着深部固有腺而发生改变"是笔者费尽心思得出的结论。

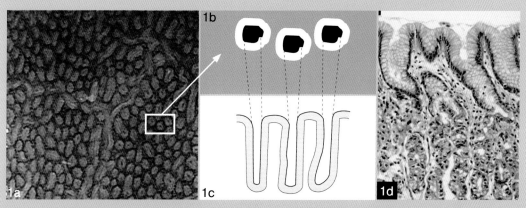

图 1a　可见到圆形腺窝开口的胃底腺黏膜放大像

　1b　图 1a 白框的示意图

　1c　胃底腺黏膜的腺窝上皮示意图

　1d　胃底腺黏膜的病理像

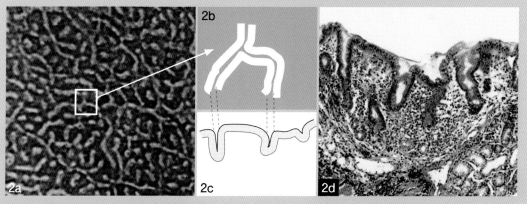

图 2a　见到沟状白区的萎缩黏膜放大像

　2b　图 2a 白框的示意图

　2c　萎缩黏膜腺窝上皮的示意图

　2d　萎缩黏膜的病理像

4. 理解度测试 （A：基础篇；B：应用篇；C：疑难问题篇）

? 问题 1　难度 A

　　具有 *H.p* 除菌治疗既往史的 5 个病例，进行了普通内镜与放大内镜观察。图 1~ 图 5 所示病例中，2 例出现 *H.p* 再次阳性。请选择 5 例中，哪 2 例为 *H.p* 阳性？

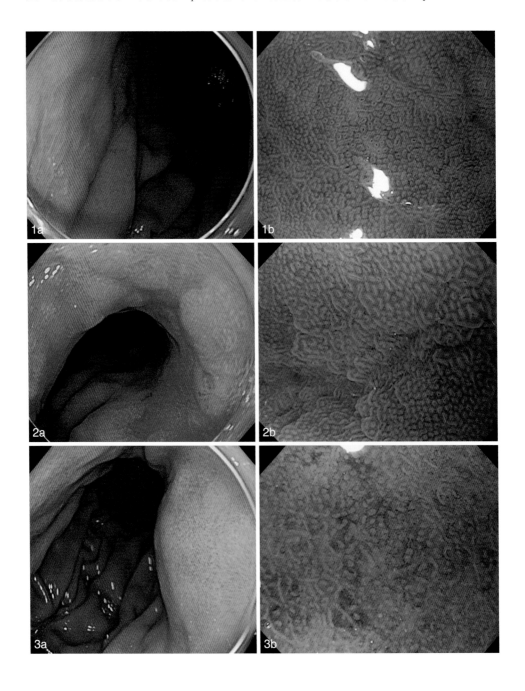

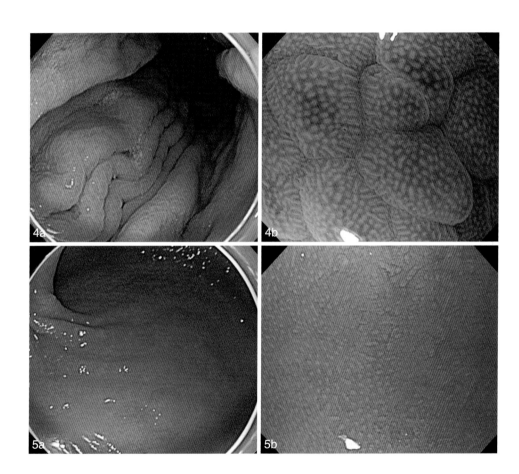

◎ 解答

图 3 与**图 5** 为 *H.p* 阳性。

▌ 解说

　　除菌后，*H.p* 消失，炎症改善，出现胃底腺黏膜的针孔 pit，诚如针尖刺孔般的 pit，其周围出现同心圆状的白区。圆形、椭圆形均可见到，提示为分泌酸与胃蛋白酶的腺窝开口。

　　而另一方面，除菌不成功，或再次出现 *H.p* 的病例则见不到针孔 pit，可见白色的圆形或椭圆形白区分布。对比不明显，排列紊乱，见不到分泌酸与胃蛋白酶的腺窝开口部。

　　因此，可以诊断**图 3**、**图 5** 病例除菌不成功，*H.p* 感染持续。

? 问题 2　难度 A

从以下 4 个 NBI 放大像中，找出胃底腺黏膜的放大像。

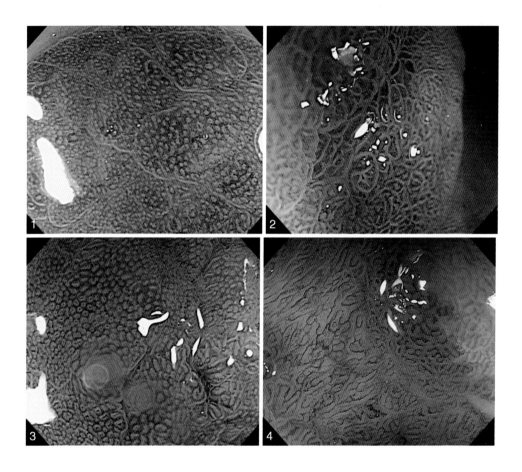

◎ 解答

图 1 和图 3 为胃底腺黏膜的放大像。

! 解说

　　胃底腺黏膜，由伴有圆形、椭圆形腺窝开口的白区构成。按照 A–B 分型，为 B–0、B–1 和 B–2 型。B–3 型有时伴有萎缩（胃底腺消失），最好从胃底腺黏膜的典型类型中去除以免引起混淆。另一方面，胃底腺消失的黏膜萎缩（假幽门腺化生）、肠上皮化生及本来的幽门腺黏膜，白区形成沟状，呈颗粒状、管状黏膜微结构。在 A–B 分类中，为 A–0、A–1、A–2 型。

　　图 1 可见到圆形、椭圆形白区。虽然也存在沟状白区，但如同包绕圆形、椭圆形白区一样，这些称为"胃小沟"，为形成胃小区的沟状结构。看不到针孔 pit，为 H.p 阳性的活动性胃炎的胃底腺黏膜。

　　图 2 可见到颗粒状、管状的白区，为萎缩黏膜的放大像。

　　图 3 可见到圆形、椭圆形的白区，为胃底腺黏膜的放大像。而且，其中心有开放的小穴，即为针孔 pit，为除菌后的胃底腺黏膜放大像。

　　图 4 白区不鲜明，从血管走行推测沟状白区密集存在，不是胃底腺黏膜。

? 问题 3 难度 C

当地医生行内镜检查，发现多发隆起性病灶，多处活检后，怀疑类癌，介绍至本院。

问题 3-1 从图 1、图 2 所见，选择正确答案。

1. 非 *H.p* 感染的胃黏膜。

2. *H.p* 感染导致的闭合型（C 型）慢性胃炎。

3. *H.p* 感染导致的开放型（O 型）慢性胃炎。

4. A 型胃炎。

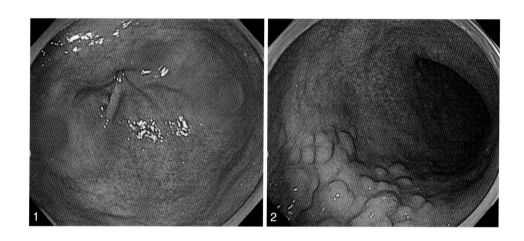

问题 3-2 胃体下部可见多发息肉状隆起性病灶（图 3）。图 4a 中白框的放大像见图 4b，黄框的放大像为图 4c，绿框的放大像为图 4d，请做出正确选择。

1. 3 处均考虑类癌。由于可见到多发病灶，故诊断多发性类癌，应手术治疗。

2. 图 4c 为类癌，其他的诊断为内分泌细胞微巢 （endocrine cell micronest）。

3. 图 4c 为类癌，其他的诊断为胃底腺息肉。

4. 图 4c 为类癌，其他病灶为 A 型胃炎残存的胃底腺黏膜。

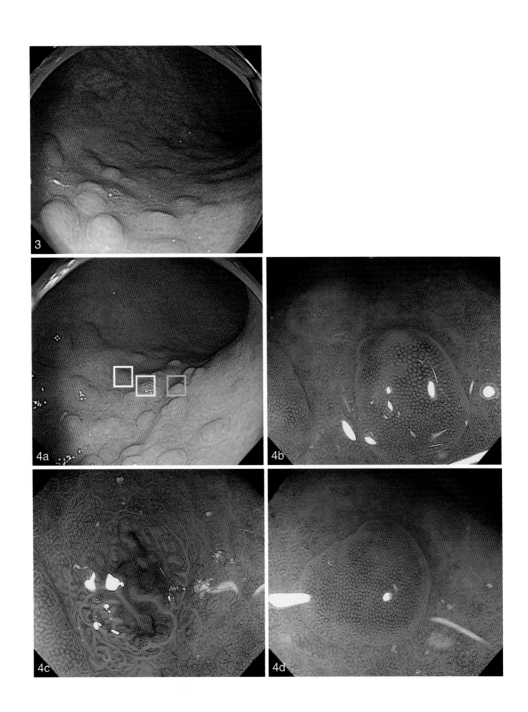

◎ 解答

问题 3-1　4

问题 3-2　4

‼ 解说

问题 3-1　图1无凹凸不平，为非 *H.p* 感染的幽门腺黏膜内镜像。而图2可见胃体前壁至小弯的大范围萎缩黏膜。由于 *H.p* 胃炎的炎症从胃窦开始，萎缩扩展至体部时，胃窦部已经出现了凹凸不平等慢性炎症表现。因此，胃窦部正常，而体部出现萎缩，应考虑 A 型胃炎。该病例胃泌素：2700pg/mL，抗壁细胞抗体 × 80 (+)，抗内因子抗体 (−)，抗幽门螺旋杆菌抗体 (−)，确诊为 A 型胃炎。

问题 3-2　如图3所示，胃体下部大弯侧多发息肉状隆起性病灶。图4a 黄框内的病灶伴有泛红，很容易理解其与其他病灶不同。图4c 的白区表示较宽的窝间部，可透见窝间部的高密度异常血管。与上皮下肿瘤的 NBI 放大像不冲突。而图4b 与图4d 圆形 pit 构造密度很高，为胃底腺黏膜的放大像。A 型胃炎不出现胃底腺息肉。因此选择 4。笔者也是根据这种思路，诊断该处为胃底腺黏膜，图4c 的活检为类癌。行广泛 ESD，显示图4c 为类癌（图5a~d），图4b，d 为残存的胃底腺黏膜（图6）。

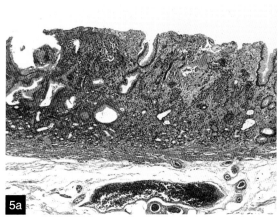
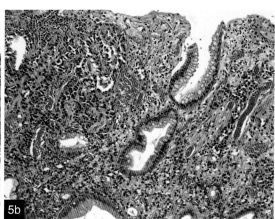

5a　　5b

慢性胃炎的放大内镜像

2

41

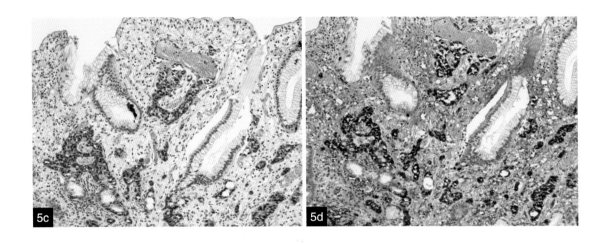

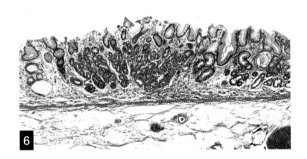

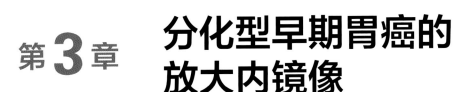

第3章 分化型早期胃癌的放大内镜像

在 Yao 等发表微血管观察法以后，分化型早期胃癌的放大内镜诊断取得很大进展，得到广泛普及。起初笔者模仿 Yao 等的方法，并以胃炎的腺管构造研究为基础，独自探索出分化型早期胃癌的放大内镜诊断学方法。

结合 NBI 的放大内镜检查，可见到微血管与白区。另外，在窝间部尚可见到白色不透明物质（white opaque substance，WOS）。"从微血管与白区能否推测出癌的腺管构造与病理像？"，笔者对此进行了探索。

1. 分化型胃癌的 NBI 放大 pattern 分类

胃癌的 NBI 图像的主要构成部分是血管与白区，偶尔结合 WOS（white opaque substance）。笔者将这些构成成分，分为胃癌NBI图像的 mesh pattern 和 loop pattern（表 3–1）。

1) mesh pattern

以网状构造的血管为主体的形态定义为 mesh pattern（图 3–1a），为直的癌腺管紧密排列的分化型胃癌的特征性形态。图 3–1b 所示各腺管的周围由血管连接，血管于癌腺管周围形成网络，因此可见到网状血管。

表 3–1　分化型胃癌的 NBI 放大分类

	白区		血管走行
mesh pattern	看不到或难以辨认	网状血管	呈网状走行
loop pattern	见到黏膜微结构	白区　loop 状血管	从深部向表层走行

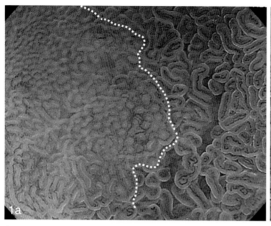 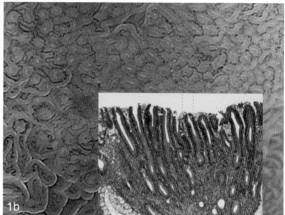

图 3-1a　mesh pattern 的放大像　虚线左侧为癌。

　　1b　mesh pattern 与病理像的对比

2) loop pattern

　　从白区形成的黏膜微结构内部见到血管的形态定义为 loop pattern。**图 3-2a** 中，虚线为癌与非癌部分的分界线，右侧为癌。蓝色箭头所指的白带为白区，包绕白区的区域内可见襻状的茶色血管（放大小知识②，第 12 页）。非癌黏膜的白区边缘可见蓝白色的部分，称为亮蓝冠（黄色箭头），是肠上皮化生刷状缘的 NBI 放大所见。圆顶状黏膜微结构，在组织学上对应间质扩大，窝间部向内腔面微微凸出（**图 3-2b**，黄色虚线）。黏膜微结构内部见到的血管为透过窝间部（**图 3-2b,c**）见到的血管（**图 3-2b**，红色虚线箭头）。构成黏膜微结构轮廓的白区，对应腺窝边缘上皮（**图 3-2b,c**）。而在 loop pattern 中，腺窝对应白区围成的小沟（**图 3-2d**）如出现 WOS，则血管与白区均难以观察（**图 3-3**）。

　　下面详细介绍 mesh pattern 与 loop pattern。

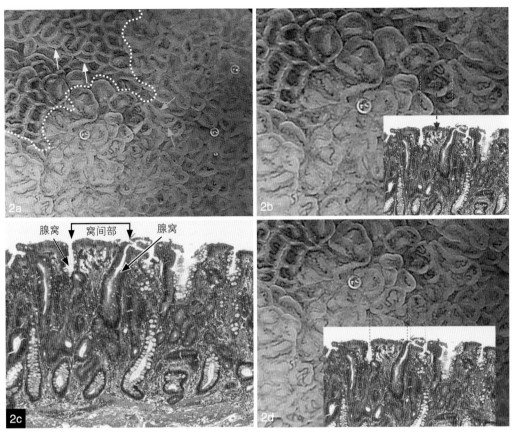

图 3-2a　0 Ⅱ b 病变的放大像

　　2b　黏膜微结构与病理像的对比

　　2c　病理像的解剖学名称

　　2d　腺窝相当于黑虚线与蓝虚线之间的间隙。但实际上窝间部重合，形成沟状，难以观察。

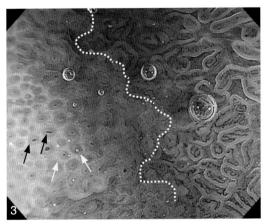

图 3-3　见到 WOS（黄色箭头）的分化型胃癌
　　　　（虚线左侧）　黑色箭头处为腺窝开口部，
　　　　可以理解 WOS 出现于腺窝开口之间，即
　　　　窝间部。

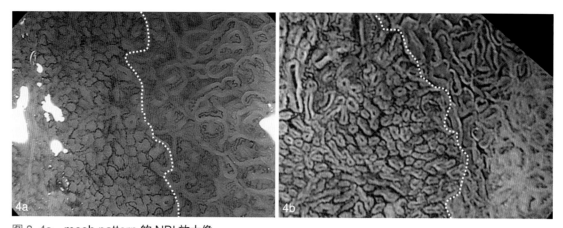

图 3-4a　mesh pattern 的 NBI 放大像
　4b　福尔马林固定 3min 后，呈现 mesh pattern 的分化型胃癌的 NBI 放大像

2. mesh pattern

　　mesh pattern 为网状血管形成多边形网络的放大像（图 3-4a）。

　　醋酸撒布或切除标本以福尔马林固定数分钟后进行放大内镜观察，可见到具有圆形、椭圆形腺窝开口的癌腺管（图 3-4b）。癌腺管周围有将其连接的血管走行，可见这些血管呈 mesh pattern。与 Nakayoshi 等所报道的微细血管网形态（fine network pattern）基本一致，但网状血管存在断裂、变细、消失等现象，有时也有不规整的血管进入，不一定成微细血管网。因此，我们重新命名为 mesh pattern，分为以下 2 个亚型。

1）完全 mesh pattern

　　网状构造物无断裂、变细或消失等现象时，称为完全 mesh pattern 亚型（图 3-4c）。在组织学上，由没有分支的直、短癌腺管形成（图 3-4d）。呈现这种形态的病变，大部分为黏膜内高分化腺癌。

2）irregular mesh pattern

　　网目断裂、变细、消失或不规则血管进入网络内的血管像，称为 irregular mesh pattern 亚型（图 3-4e）。组织学上，多为中分化腺癌（图 3-4f），且 SM 浸润并不少见。

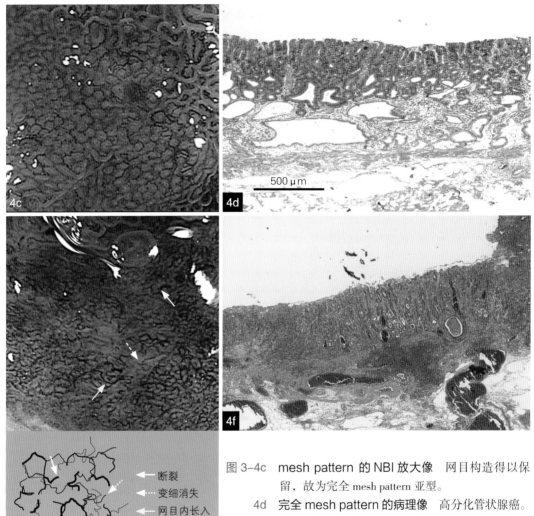

断裂
变细消失
网目内长入
不规则血管

图 3-4c　mesh pattern 的 NBI 放大像　网目构造得以保留，故为完全 mesh pattern 亚型。

4d　完全 mesh pattern 的病理像　高分化管状腺癌。

4e　irregular mesh pattern 的 NBI 放大像与示意图

4f　图 3-4e 的病理像　诊断为中分化腺癌。

　　呈现 mesh pattern 的分化型胃癌的背景黏膜多为萎缩区域。由于胃炎所致萎缩黏膜呈管状（A–B 分类中的 A–1 型）或颗粒状（A–B 分类中的 A–2 型），故 mesh pattern 与周边黏膜的境界清晰可辨。癌与非癌分界的特征是，见于慢性胃炎的白区微结构消失，从该处开始向 mesh pattern 血管像移行。

　　网状血管 mesh pattern 也可见于胃炎黏膜，需引起注意。癌与非癌的鉴别在于：①有无见于分化型胃癌的异常血管像（放大小知识⑥，第 48 页）；②有无鲜明的界限（demarcation line）。

见于分化型胃癌的异常微血管像

　　将见于胃癌的异常血管，称为不规则血管像（irregular vascular pattern）。其定义因人而异，为简便起见，笔者采用慈惠医科大学研究组贝濑·田尻等人有关异常血管的定义与表现，即扩张、口径不一、形状不一致，笔者采用了其中的"口径不一"与"形状不一致"。**图 1** 所示为呈现 mesh pattern 的分化型黏膜内癌（癌灶为箭头所指），而**图 2** 为 RAC 的放大像，即 B-0 型放大像，见于正常黏膜的血管网。<u>**图 2** 中，构成血管网的血管无口径不一，形成的多边形无形状不一致的现象，这是典型的规则血管形态。</u>**图 1** 为分化型胃癌，可见血管口径不一、血管网形成的多边形形状不一致。

　　简而言之，鉴别癌与非癌的要点是血管网多边形的口径不同与形状不一致。

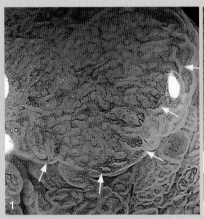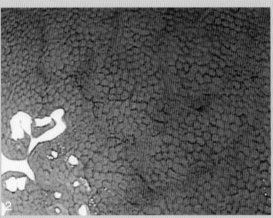

图 1　mesh pattern　分化型黏膜内癌。
图 2　B-0 型的放大像　正常胃底腺黏膜的 NBI 放大像。

稍歇一会儿

▶▶ 见于癌的网状血管与见于胃炎的网状血管

? 问

实际上，分化型黏膜内癌的mesh pattern也是多种多样。尽管前面已经介绍了分化型胃癌的mesh pattern特征，但也存在这种特征不明显的分化型胃癌，胃炎也可表现为网状特征。

下面的6张图片中，2张为分化型胃癌，4张为胃炎，请分别做出选择。

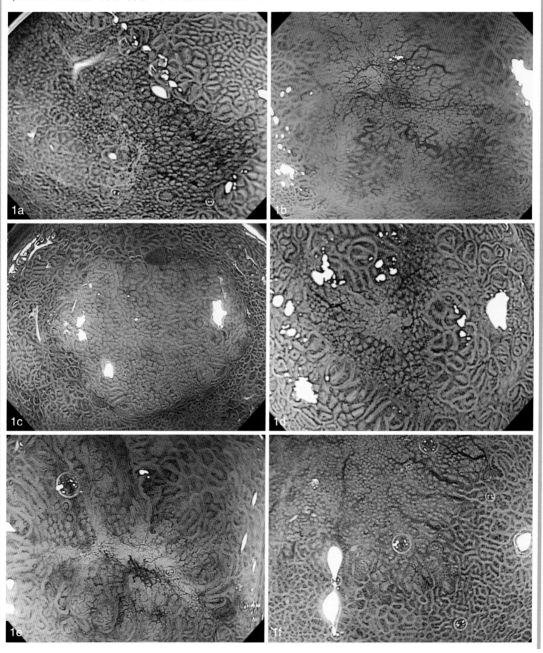

6 稍歇一会儿

◎ 解答

胃炎 图 1a，1b，1d，1e

高分化胃癌 图 1c，1f

！ 解说

▶▶ 胃炎（图 1a）

解说：无血管口径不一及血管网多角形形状不一致，左侧境界不鲜明，缺乏癌的表现。

病理像（图 2a）：伴肠上皮化生的胃炎。

▶▶ 胃炎（图 1b）

解说：可见口径不一。但口径的变化呈渐进性，无不规则的感觉，且血管网的多边形形状一致。在界限方面，从网目样血管像向黏膜微结构部分有渐进移行部分。

病理像（图 2b）：萎缩胃炎黏膜。萎缩黏膜的腺窝上皮腺管密集。

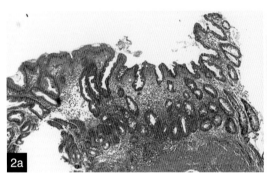

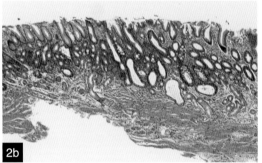

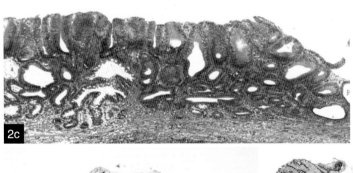

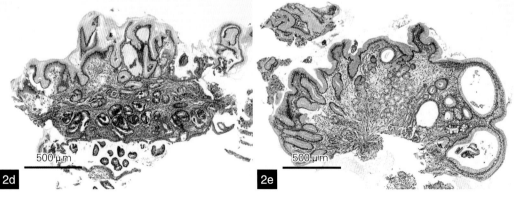

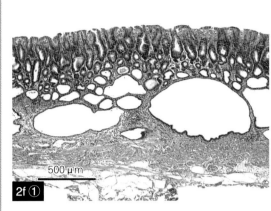 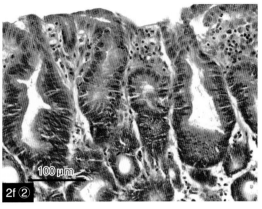

2f ① 500μm

2f ② 100μm

▶▶ 高分化胃癌（图 1c）

解说：典型的完全 mesh pattern。

病理像（图 2c）：伴完全 mesh pattern 的典型高分化腺癌。

▶▶ 胃炎（图 1d）

解说：无口径不一及血管网的多边形形状不一致。无癌的表现。

病理像（图 2d）：混有肠上皮化生的萎缩性胃炎黏膜。

▶▶ 胃炎（图 1e）

解说：无口径不一及血管网的多边形形

状不一致。周围有移行区域。未见癌的表现。

病理像（图 2e）：伴萎缩的胃炎黏膜。

▶▶ 高分化管状胃癌（图 1f）

解说：完全 mesh pattern。但放大倍数小，详细信息缺乏。这种血管网多边形的形状接近一致，也可见于分化型胃癌，尤其在低倍放大时，看上去是形状一致的，应引起注意。有必要行高倍放大观察。

病理像（图 2f）：直的癌腺管规则排列，为高分化（低异形度）管状腺癌，属于完全 mesh pattern 的典型病例。

3. loop pattern

A. loop pattern 所见的黏膜微结构

　　呈鳞状、绒毛状或类似胃炎腺窝上皮的黏膜微结构的分化型胃癌中，在白区所包绕的封闭区域内，可见到从深部向表层走行的襻状（loop）血管，这种血管形态称为 loop pattern。根据黏膜微结构的大小，从方便的角度，将 loop pattern 分为：①绒毛状；②颗粒状、乳头状；③萎缩黏膜样；④脑回状 4 种（仅为便于理解，并非正式命名）。下面逐一详细介绍。

1）绒毛状（图 3-5a）

　　由微小绒毛样结构的白区形成，其中可见点状或棒状血管。

2）颗粒状、乳头状（图 3-5b）

　　放大像呈颗粒状、乳头状或粗绒毛状，类似肠上皮化生的乳头状构造。病理像

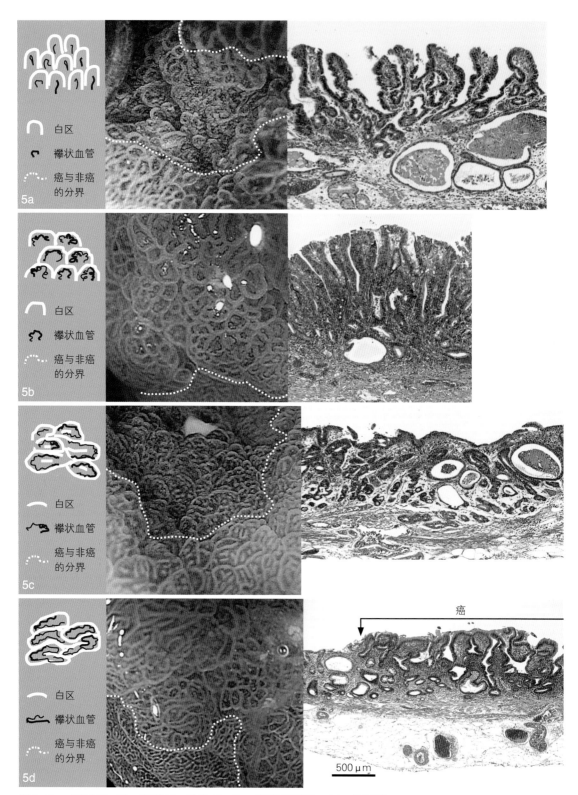

图 3-5a　绒毛状　5b　颗粒状、乳头状　5c　萎缩黏膜样　5d　脑回状

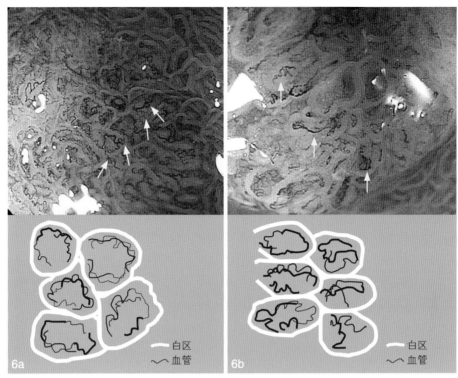

图 3-6a　口径不同　在白区形成的黏膜微结构内，血管口径不同（箭头）。
　　　6b　形状不一致　各自的黏膜微结构内形状不一致（箭头）。

也与乳头构造类似。

　　与周围萎缩黏膜、肠上皮化生的沟状非常相似，往往难以鉴别。

3）萎缩黏膜样（图 3-5c）

　　为放大像类似萎缩黏膜的分化型胃癌。伴有裂隙状腺窝开口结构的白区周围，与其周围的胃炎黏膜的放大像极其相似。如仅对癌部进行高倍放大观察，则往往难以与胃炎鉴别。

4）脑回状（图 3-5d）

　　放大像中，与周围非癌上皮相比，呈现明显粗大脑回状构造。在组织学上，类似增生黏膜，窝间部宽，多为具有分支倾向的分化型癌。

B. loop pattern 的血管像

　　呈现 loop pattern 的胃癌，其黏膜微结构内可见到不规整的血管。血管的不规整可根据"口径不同"（图 3-6a）和"形状不一致"（图 3-6b）来判断。

表 3-2　白区是否可辨认

白区	分化型黏膜内癌	慢性胃炎	合计
可辨认	62 (59.0%)	51 (86.4%)	113
⌒ 白区　⌒ 血管			
不能辨认	43 (41.0%)	8 (13.6%)	51
◯ 网状血管　• 腺窝开口			
合计	105	59	164

C. loop pattern 的白区所见

　　呈 loop pattern 的胃癌，根据白区的存在可辨认黏膜微结构。一方面，慢性胃炎也可见到白区，可辨认出腺窝开口及胃小沟。因此，根据 loop pattern 判断癌与胃炎往往比较困难。为此，笔者比较了 59 例萎缩性胃炎和 113 例分化型黏膜内癌的 NBI 放大像，对癌与胃炎白区的黏膜微结构特征进行了探讨。结果如表 3-2 所示。59.0% 的黏膜内癌，86.4% 的胃炎可分辨出白区。41.0% 的黏膜内癌和 13.6% 的胃炎具有网状血管形态。接下来，对于可辨认白区的分化型黏膜内癌与胃炎病例，讨论以下 4 个方面。

1）小型化不规整化（图 3-7a）

　　与周围非癌黏膜相比，黏膜微结构呈小型化、不规整化（如大小不同等）。

2）不鲜明化（图 3-7b，c）

　　即白区不鲜明化（包括类似融合的消失）。不鲜明化的特征是：①血管不呈网状，而呈襻状（从深部向表层走行的血管）；②白区形成的黏膜微结构不鲜明，但可辨认；或者醋酸撒布后，可显示出绒毛状、颗粒状、乳头状及腺窝上皮样的微结构。往往病变中多可见到腺管密度较高的绒毛状、乳头状癌腺管。

3）形状不一致（图 3-7d，e）

　　白区形成的黏膜微结构或白区本身非常清晰，但大小、形状各异。重要的是形状不一致的区域与周围胃炎黏膜的界限清楚。窝间部较宽的分化型胃癌多呈此形态。

4）方向性不同（图 3-7f）

　　白区形成的黏膜微结构或白区本身的方向（白区的长轴方向）各异。图 3-7f 中，黑色箭头为癌与非癌的分界，周围非癌黏膜的白区和黏膜微结构保持一定的方向性。相反，在癌部其方向性不同。

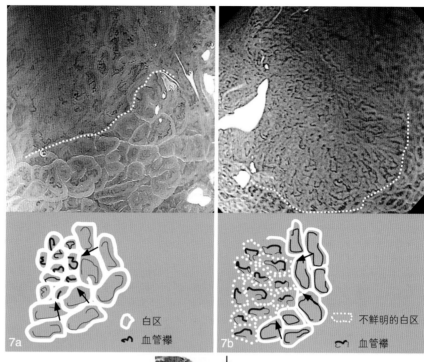

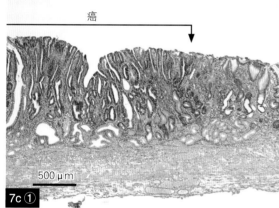

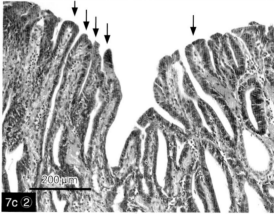

图 3–7a　**小型化不规整化**　虚线、箭头为癌与非癌的界限，左上侧为癌。

7b　**不鲜明化**　虚线、箭头为癌与非癌的界限，左上侧为癌。

7c　**图 3–7b 的病理像**　高腺管密度的高分化管状腺癌（①）。窝间部呈棍棒状（箭头，②）。

7d　**形状不一致**　虚线、箭头围绕的区域为癌。

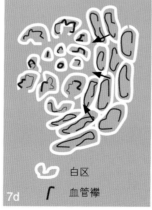

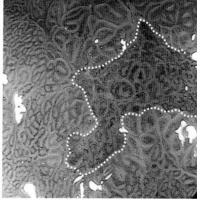

分化型早期胃癌的放大内镜像

3

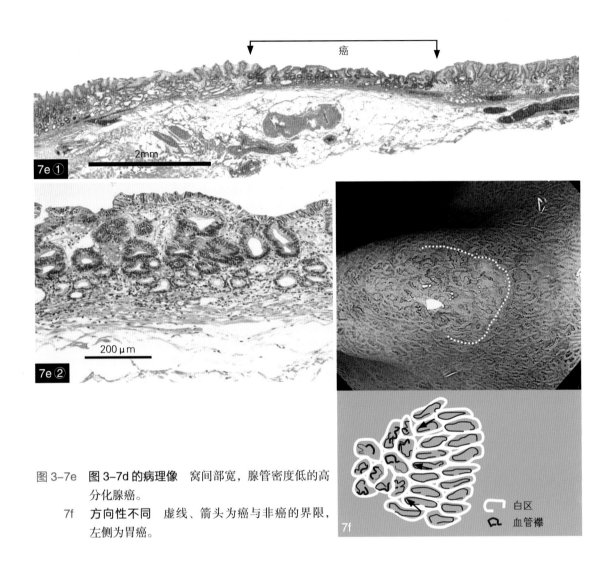

图 3-7e　**图 3-7d 的病理像**　窝间部宽，腺管密度低的高分化腺癌。

　　7f　**方向性不同**　虚线、箭头为癌与非癌的界限，左侧为胃癌。

表 3-3　**胃癌与胃炎 NBI 放大像中的白区所见（胃癌 62 例，胃炎 51 例）**（仅限于可辨认白区的胃炎与胃癌）

	①小型化不规整化	②不鲜明化	③形状不一致	④方向性不同	①～④均不可辨认
胃癌	32 (51.6%)	35 (56.5%)	25 (40.3%)	23 (37.1%)	6 (9.7%)
胃炎	3 (5.9%)	4 (7.8%)	4 (7.8%)	5 (9.8%)	41 (80.4%)

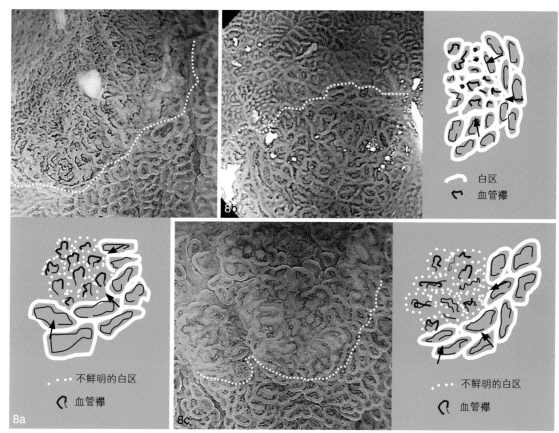

图 3-8a　表 3-4 中 ⒈ ①小型化不规整化 + ②不鲜明化　虚线、箭头为癌与非癌的界限，左上侧为癌。
　　8b　表 3-4 中 ⒉ ③形状不一致 + ④方向性不同　虚线、箭头为癌与非癌的界限，下方为癌。
　　8c　表 3-4 中 ⒊ ②不鲜明化 + ③形状不一致　虚线、箭头为癌与非癌的界限，上方为癌。

根据以上 4 个项目，对可分辨白区的 62 例分化型胃癌和 51 例慢性胃炎进行了分析，结果如表 3-3 所示。这 4 个表现对胃炎与胃癌的鉴别均非常有用。

D. loop pattern 的白区复合所见

如上所述，呈现 loop pattern 的白区中，有 4 种变异：①小型化不规整化；②不鲜明化；③形状不一致；④方向性不同等。但实际上这些表现可合并出现。图 3-8a 为 ⒈ ①小型化不规整化 + ②不鲜明化的复合所见；图 3-8b 为 ⒉ ③形状不一致 + ④方向性不同的复合所见；图 3-8c 为 ⒊ ②不鲜明化 + ①③④中的任何一种表现。分化型胃癌与胃炎的复合表现频率见表 3-4。⒈ 和 ⒉ 仅见于胃癌，不见于胃炎。另外，⒊ 仅见于 5.9% 的胃炎，却见于 61.3% 的胃癌。⒈ 和 ⒊ 中的白区不鲜明化（②）是很重要的表现，放大内镜诊断中对白区的关注具有重要意义。关于白区不鲜明化作为胃癌放大内镜表现的重要性，Kaise 等也进行了强调。

表 3-4　胃癌与胃炎 NBI 放大像中的白区复合所见（胃癌 62 例，胃炎 51 例）
（仅限于可辨认白区的胃炎与胃癌）

1 ①小型化不规整化 + ②不鲜明化	2 ③形状不一致 + ④方向性不同	3 ②不鲜明化 + ①③④中的任何一种表现
胃癌　25（40.3%）	17（27.4%）	38（61.3%）
胃炎　0（0）	0（0）	3（5.9%）

小知识 7　白区形成的黏膜微结构与醋酸撒布所见黏膜微结构

　　NBI 放大观察时，白区形成的黏膜微结构与醋酸撒布后所见黏膜微结构通常并不一致。

　　图 1 为 NBI 低倍放大像，可看出茶色部分为癌。高倍放大观察时，根据微小血管的扩张、口径不一与形状不一致可清晰显示范围（图 2）。白区不鲜明，部分无法辨认黏膜微结构。该病变的 ESD 标本以醋酸撒布后行放大观察时，可见到棒状黏膜微结构（图 3）。病变的病理像为呈现绒毛样结构的分化型胃癌（图 4）。切除标本的醋酸撒布放大像见到 "棒状结构向水平方向伸展，为绒毛样的细小隆起部"，病理像显示绒毛状结构，两者基本一致

（图 5）。而活体 NBI 放大像所见的黏膜微结构却并不一致。然而，如认识到白区代表上皮层，则可理解活体 NBI 放大像中，白区中较粗部分为病理像中上皮层的较厚部分，而较细的部分为病理像中上皮层的较薄部分（图 6）。而且，白区融合、黏膜微结构不鲜明的部位（图 7），考虑为组织学上也是腺管呈融合状态的部分（图 8）。如这样考虑，则活体的 NBI 像与病理像就一致了。白区所表现的黏膜微结构与醋酸撒布所表现的黏膜微结构，构成部分不同，因此，在整体上，捕捉到的黏膜微结构就会有所不同。

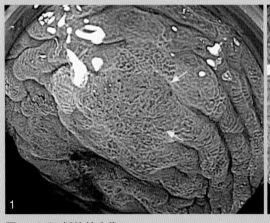
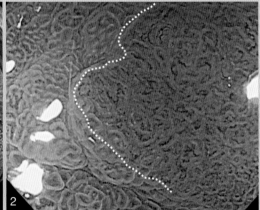

图 1　NBI 低倍放大像
图 2　NBI 放大像　虚线右侧为癌。

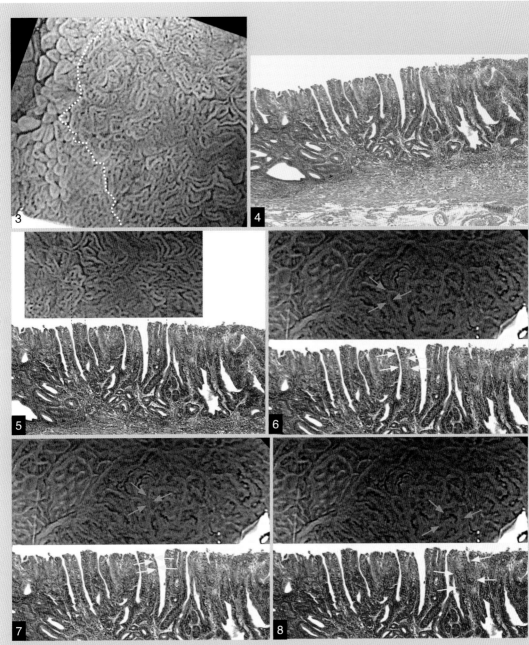

图3　切除标本的醋酸撒布放大像　虚线右侧为癌。

图4　切除标本的病理像

图5　醋酸撒布放大像与病理像的比较　如虚线所示，醋酸撒布像的构造与病理上绒毛状构造像一致。

图6　活体NBI放大像与病理像的比较　粗大白区（绿色箭头）相当于病理像中上皮层的较厚部分（黄色箭头）。

图7　活体NBI放大像与病理像的比较　较细白区（绿色箭头）相当于病理像中上皮层的较薄部分（黄色箭头）。

图8　活体NBI放大像与病理像的比较　白区（绿色箭头）不鲜明的部分相当于病理像中的上皮融合部分（黄色箭头）。

白区为何会不鲜明化（上）

　　胃癌有多种不同的白区表现。**图1**为褐色调的分化型黏膜内癌。黄框部分放大像可见到 mesh pattern 部分（A 部分）、白区不鲜明化的 loop pattern 部分（B 部分）及白区鲜明的微结构部分（C 部分）（**图2**）。可以判断，醋酸撒布可见 A 部分为圆形 pit 形成的癌腺管，B 部分由窝间部狭窄的致密腺窝微结构形成（**图3**）。这样的 NBI 放大像，

由于白区不鲜明，黏膜微结构难以观察，但经醋酸撒布后，不少病例可见到鲜明的黏膜微结构。笔者一直以来的感觉是，窝间部狭窄、腺管密度高的病变，在 NBI 放大像中，往往白区难以辨认，黏膜微结构呈不鲜明化。在病理上，窝间部发生多大的变化，白区黏膜微结构才会出现不鲜明化，笔者对此进行了探讨。

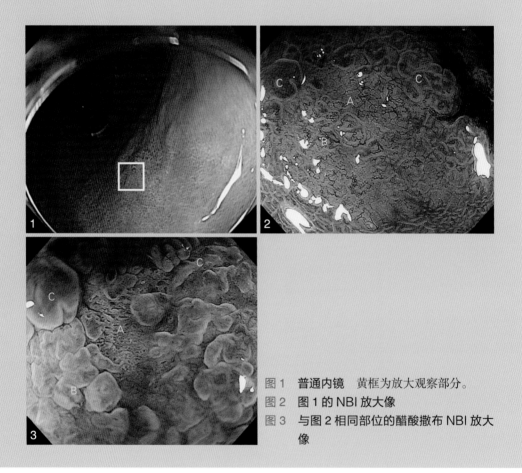

图1　普通内镜　黄框为放大观察部分。
图2　图1的 NBI 放大像
图3　与图2相同部位的醋酸撒布 NBI 放大像

4. 中分化管状腺癌

　　根据《胃癌处理规约》（第 14 版），中分化管状腺癌（tub2 癌）为部分腺腔不明了、黏膜内出现所谓手拉手型分叉或融合，或腺管出现筛状构造，或扁平化上皮形成小腺管等表现。这种腺管露出表层或爬行于黏膜中层时，出现完全不同的放大像。

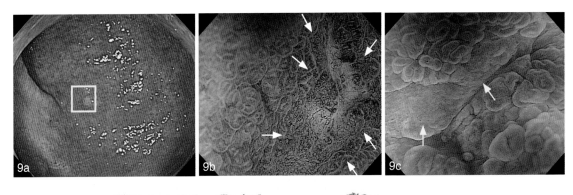

图 3-9a　普通内镜像　胃角前壁大弯侧可见褪色调的凹陷病灶。

图 3-9b　图 3-9a 黄框部分的放大像　irregular mesh pattern（箭头）。

图 3-9c　图 3-9b 相同部位的醋酸撒布 NBI 放大像　零星散见并不明确的腺窝开口部（箭头）。

图 3-9d　ESD 标本的病理像

A. 放大内镜易于诊断的 tub2 癌

如下为 tub2 成分显露于表层的两个病例。

病例 1

大小约 6mm。胃角前壁大弯侧可见褪色调的凹陷病灶（图 3-9a）。NBI 放大观察呈 irregular mesh pattern（图 3-9b）。醋酸撒布后观察腺窝开口部时，发现腺窝开口部数量很少，分布极其不均匀（图 3-9c）。由此应考虑 tub2 而非 tub1。ESD 标本的病理（图 3-9d）显示为 tub2 癌，表层可见到癌腺管成分外露。

病例 2

大小约 5mm，胃窦大弯侧可见凹陷病灶（图 3-10a）。肛侧的隆起为非癌黏膜。NBI 放大内镜可见到部分由白区形成的微小凸起状结构，整体上无法辨认腺管结构（图 3-10b）。血管也分布不均，缺乏沿腺管走行的特征。以上表现提示为 tub2 癌。ESD 标本的病理显示为表层腺窝形成稀少的 tub2 癌（图 3-10c）。

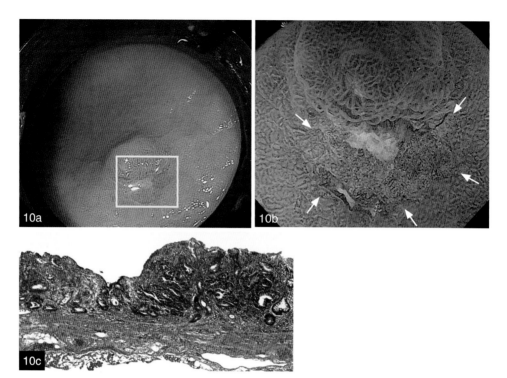

图 3-10a　**普通内镜像**　胃窦大弯侧隆起性病变近侧可见凹陷性病变。

　　10b　**图 3-10a 黄框部分的放大像**　可见白区构成的细小凸起状结构，整体腺管结构无法辨认。

　　10c　**ESD 标本的病理像**

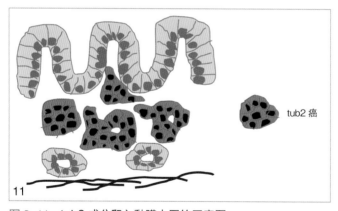

图 3-11　tub2 成分爬入黏膜中层的示意图

B. 放大内镜难以诊断的 tub2 癌

　　在 tub2 癌中，存在表层由非癌上皮、分化极其良好的癌上皮或癌与非癌混杂的上皮覆盖，癌腺管爬行于黏膜中层内的情况（**图 3-11**）。这种胃癌与胃炎难以鉴别，ESD 时往往难以判断病变范围。

小知识 9　白区为何会不鲜明化（下）

在所分析的 27 例分化型黏膜内癌中，白区鲜明、黏膜微结构可辨认的病灶为 12 例，不鲜明的病例为 15 例。对窝间部宽度进行了组织学测量，发现白区鲜明、黏膜微结构可辨认的癌灶窝间部平均宽度为 136μm；而白区不鲜明、黏膜微结构无法辨认的癌灶窝间部平均宽度为 77μm（图 1）。

根据以上结果，可以认为要呈现白区鲜明的黏膜微结构，窝间部必须具有一定的宽度。另外，白区不鲜明化的另一个原因考虑为腺窝的深度。笔者遇到过病变腺窝浅，白区不鲜明的情况。因此，针

对胃炎与未分化胃癌中白区鲜明与不鲜明的病变，进行了腺窝深度的研究。结果见图 2，白区鲜明组的腺窝深度平均为 180μm，而不鲜明组平均为 81μm。由此可见，要呈现鲜明白区的黏膜微结构，必须有一定的腺窝深度。

以上是实验性探索，关于白区不鲜明化的原因，尚有待于今后更加正确的研究报告。但这种组织学结构对白区的可辨认性产生影响确实是不容置疑的。

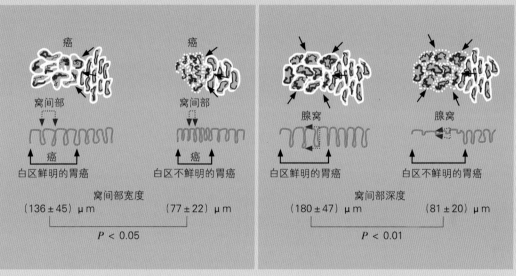

图 1　白区鲜明与不鲜明癌灶的窝间部宽度差别　　图 2　白区鲜明与不鲜明癌灶的窝间部深度差别

3

分化型早期胃癌的放大内镜像

病例 1

胃窦小弯侧的凹陷部活检诊断 tub2 癌后介绍至本院。胃窦小弯侧可见凹凸病灶，确实可明确为癌灶（图 3–12a）。中心的隆起为当地医院的活检瘢痕。靛胭脂染色发现前壁粗大的胃小区结构（图 3–12b 箭头）。凹陷部的 NBI 观察也无疑是癌（图 3–12c）。而前壁侧貌似非癌黏膜（图 3–12d）。怀疑黏膜中层内 tub2 癌进展，从中央向周围仔细放大观察，见到了癌与非癌的移行部（图 3–12e 箭头）。黏膜中层进展 tub2 癌可呈现胃炎样黏膜表现，但与背景胃炎黏膜不同，具有轻微的形状不均一或方向性不同。首先应考虑到是否为不同黏膜微结构的移行处，基于这一观点加以寻找。这个癌灶考虑为黏膜中层进展 tub2 癌，放大观察时，见到轻微的形状不均一和方向性不同（图 3–12f 箭头）。

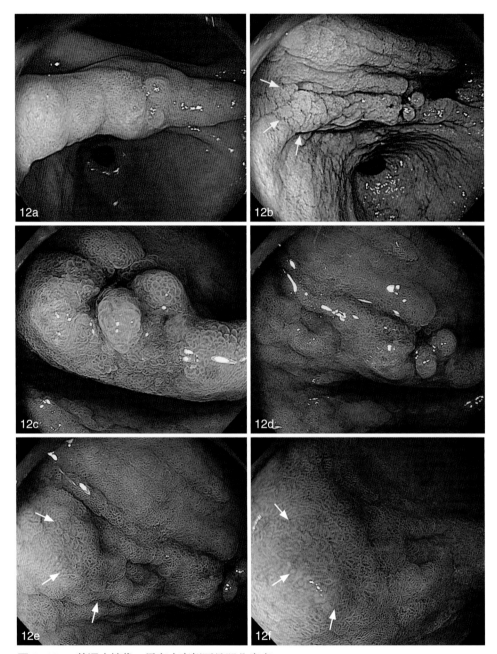

图 3-12a　**普通内镜像**　胃窦小弯侧可见凹凸病变。

　　12b　靛胭脂染色后，可见前部粗大的胃小区结构（箭头）。

　　12c　**图 3-12a 中凹凸部位的 NBI 放大像**

　　12d　**病变部前壁的抵近观察**

　　12e　**病变部前壁的更进一步抵近观察**　可见其不同于周围黏膜（箭头）。

　　12f　**图 3-12e 的高倍放大像**　可见轻微的形状不均一与方向性不同（箭头）。

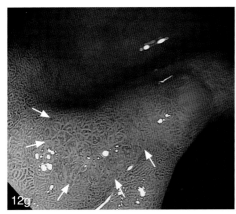

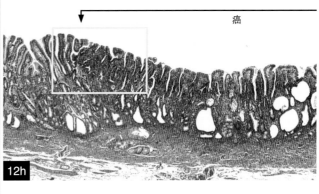

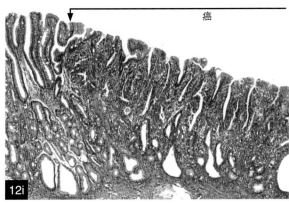

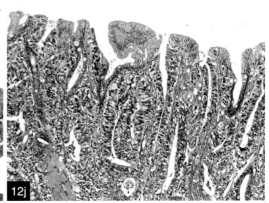

图 3-12g　NBI 放大像　可见到伴有形状不均一及方向性不同的白区黏膜微结构。

12h　ESD 标本的病理像

12i　图 3-12h 中黄框的放大像

12j　图 3-12i 的高倍放大像

　　洗掉靛胭脂后，回归放大内镜诊断的基本，从明显考虑为胃炎的前壁开始，慎重进行 NBI 放大观察，可见到不同于背景黏膜的伴有形状不均一与方向性不一致的白区黏膜微结构（图 3-12g）。

　　判断此处为与前壁侧癌灶的分界，行 ESD，其病理像如（图 3-12h~j）所见。癌灶表层上皮的腺窝及窝间部构造与非癌部位基本相同（图 3-12h）。可确认黏膜中层内 tub2 癌爬行，表层为非癌上皮，仅部分为癌细胞取代（图 3-12i，j）。由于黏膜结构由非癌（胃炎）结构维持，无论普通内镜还是放大内镜均难以对是否为癌做出判断。

病例 2

　　从胃角至胃体下部的颗粒状扁平隆起（图 3-13a），活检为 tub2 癌，介绍至笔者医院。NBI 普通内镜（图 3-13b）、低倍放大（图 3-13c）与高倍放大（图 3-13d），均可见到鲜明的白区构成的黏膜微结构，但不同于胃炎，白区致密。而且部分可见形状不均一与方向性不一致（图 3-13b，c 箭头），可判读为癌。图 3-13b~d 所示

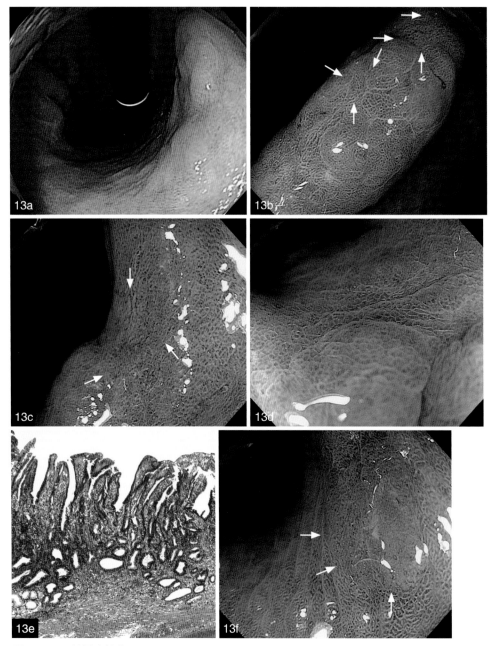

图 3–13a　普通内镜像

 13b　**NBI 普通内镜像**　可见到部分白区黏膜微结构呈现形状不均一及方向性不一致（箭头）。

 13c　**NBI 低倍放大像**　腺管密度高，可见到部分白区黏膜微结构呈现形状不均一及方向性不一致（箭头）。

 13d　**NBI 高倍放大像**　白区黏膜微结构的形状不均一及方向性不一致在高倍放大下难以辨识，但根据白区较窄，可以理解表层上皮为不成熟的低矮上皮。

 13e　**图 3–13d 所示部分的 ESD 病理像**　绒毛状伸展的上皮细胞较低矮，tub2 癌成分伸入黏膜中层。

 13f　**前壁侧的病变部与周围背景黏膜分界处的 NBI 放大像**　根据白区不鲜明化，可辨认癌的进展范围。

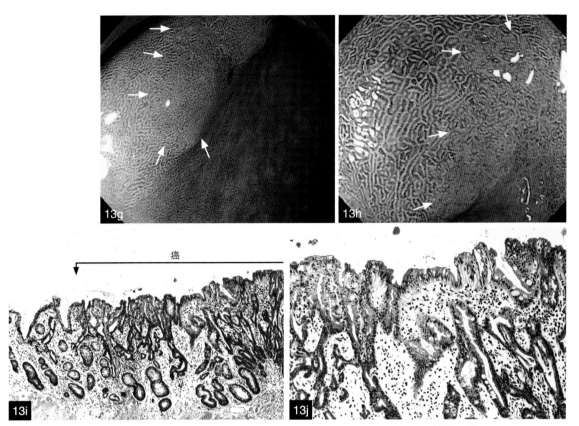

图 3-13g　病变部与周围背景黏膜分界处的 NBI 放大　可见异常白区形成的黏膜微结构（箭头）。
　　13h　病变部由伴"亮蓝冠"的沟状白区形成微结构，可分辨出与周围背景黏膜的界限（箭头）。
　　13i　图 3-13h 部分的 ESD 标本病理像　黏膜中层可见牵手状 tub2 癌进展。
　　13j　图 3-13i 的高倍放大像

　　的部分均为癌，ESD 标本的病理显示表层为绒毛状，黏膜中层为 tub1+tub2 侧方进展
（图 3-13e）。绒毛状伸展的癌结构构成了该放大像，但 tub2 成分在黏膜中层进展。

　　根据病变处白区不鲜明化（图 3-13f 箭头）及白区黏膜微结构（图 3-13g 箭
头）不同，可辨认病变与周围背景黏膜的分界。图 3-13g 的高倍放大观察，可见不
同于周围的伴"亮蓝冠"的黏膜微结构（图 3-13h），将该形态视为病变部则范围诊
断就容易了。该处的病理像为牵手状 tub2 癌于黏膜中层进展（图 3-13i，j），表层上
皮难以判断是癌与非癌。整体上类似肠上皮化生，细胞异型性小。这一结果构成了
图 3-13h 的放大像。

病例 3

　　胃窦部前壁可见不到 10mm 的隆起病变（图 3-14a）。低倍放大可见到鲜明的白
区。尽管与周围黏膜相比，可见到白区形状不均一与方向性不一致（图 3-14b），但
起初观察时未认识到这一现象。高倍放大也未见到明显的不规整表现（图 3-14c）。

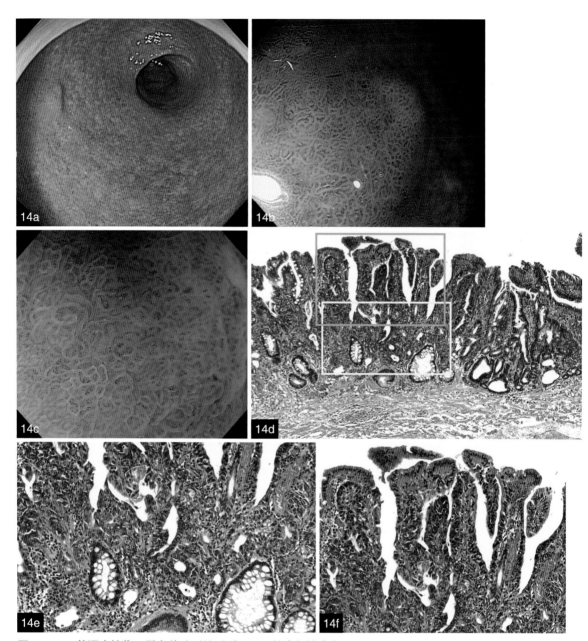

图 3-14a 普通内镜像 胃窦前壁可见不到 10mm 的隆起性病变。

14b NBI 低倍放大像 与周围相比,可见到形状不均一与方向性不一致。

14c NBI 高倍放大像 病变的中心部。

14d ESD 标本病理像

14e 图 3-14d 黄框的放大像

14f 图 3-14d 绿框的放大像

术者并未考虑癌，但为排除低异型性管状腺癌而行活检时，却诊断为 tub2 癌。ESD 标本发现，绒毛状结构顶端膨大处的病理像为癌（**图 3-14d**）。

图 3-14d 的黄框中为 tub2 癌于黏膜中层进展（**图 3-14e**）。图 3-14d 的绿框显示，比较表层与黏膜中层时，发现分化型低异型度上皮形成绒毛状结构（**图 3-14f**）。这一构造，初看为胃炎样黏膜，由于表层上皮为分化型，故白区较宽，呈现难以诊断为癌的放大像。这个病例也提示 "与周围背景黏膜的比较是何等重要"。

为诊断黏膜中层内进展 tub2 癌，重要的是：①根据病变具有一定边界，怀疑肿瘤；②怀疑黏膜中层内进展 tub2，对病变范围内白区形成黏膜微结构的形状与方向性不一致进行仔细观察。

5. 胃底腺型胃癌

由八尾等报道，胃底腺型胃癌为向胃底腺分化的低异型度分化型胃癌。小的病灶主要于黏膜深层增殖，增大后，边缘仍以在黏膜深层增殖为主，但中心部向黏膜下层浸润，具有向黏膜全层发育的倾向。其特征是 pepsinnogen-1 免疫染色阳性，MUC6 也 100% 阳性。

在此举 2 个病例，介绍胃底腺型胃癌的放大像解读方法。

A. 胃底腺型胃癌放大像解读的基本知识

为理解胃底腺型胃癌，必须理解胃底腺黏膜萎缩的放大像变化（**图 3-15**）。无萎缩的胃底腺黏膜放大像，由高密度的圆形 pit 构成。如无 *H.p* 感染，根据 A-B 分型为 B-0 型，轻度炎症或除菌后则为 B-1 型（**图 3-15a**）。但随着炎症细胞浸润，胃底腺变薄萎缩，则圆形 pit 减少，表现为椭圆形 pit 和沟状放大像（**图 3-15b**）。A-B 分型中属于 B-2 型或 B-3 型。胃底腺完全消失后，则成为沟状结构，呈管状或颗粒状黏膜微结构（**图 3-15c**）。为 A-B 分型中的 A-1 或 A-2 型。

这种变化见于炎症，但肿瘤发生于黏膜深层（胃底腺存在的部位），胃底腺消失了也会出现这种变化。熟练掌握了这一规律，则可理解胃底腺型胃癌的放大像及其病理像。

B. 胃体上部大弯侧发生的胃底腺型胃癌

胃体上部大弯侧可见泛红的平坦病变，其表面性状为管状微结构（**图 3-16**）。背景呈非 *H.p* 感染性（观察到 RAC）胃黏膜表现。对**图 3-16** 的白框部分进行 NBI 放大观察，可见到**图 3-17** 所示放大像，左侧为背景黏膜，右侧为泛红的病变部（**图 3-17**）。左侧的 A 为致密排列的圆形 pit，为无萎缩的胃底腺黏膜放大像（**图 3-18A**）。

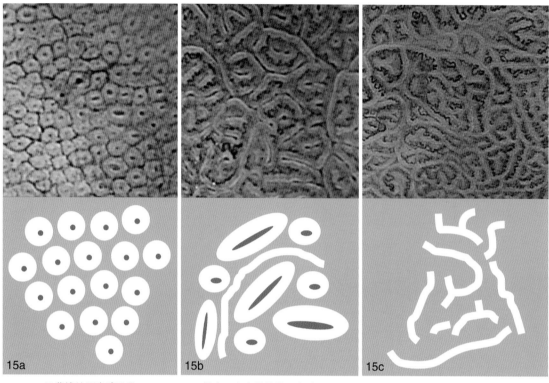

15a	15b	15c
无萎缩的胃底腺黏膜	轻度至中度萎缩的胃底腺黏膜	高度萎缩，胃底腺消失

图 3-15　与胃底腺黏膜萎缩程度相关的放大像及其示意图

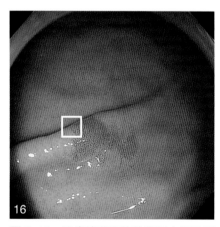

图 3-16　胃底腺型胃癌的普通内镜诊断
　　　　白框为图 3-17 所示 NBI 放大
　　　　观察的部位

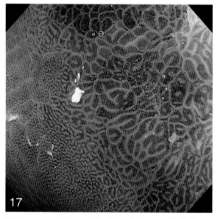

图 3-17　图 3-16 白框的 NBI 放大像

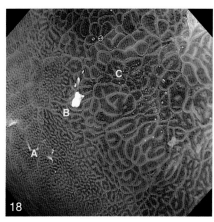

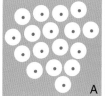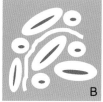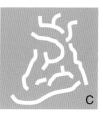

图 3-18　NBI 放大像所见黏膜构造的特征示意图

稍右侧的 B 为椭圆形 pit 向沟状的放大像移行，考虑为中等萎缩（图 3-18B）。再往右的 C 为由沟状向管状或颗粒状模样变化（图 3-18C），呈现高度萎缩，也就是胃底腺消失的放大像。换而言之，为胃底腺消失后的黏膜表层腺窝上皮的放大内镜像。如何解释胃底腺黏膜中出现的胃底腺消失区域，此为诊断这类癌的要点。

考虑流程

由于不是腺体分界处，不考虑慢性胃炎导致的胃底腺出现幽门腺化生性萎缩。

↓

应考虑除幽门腺化生以外的胃底腺被取代的其他因素。

↓

说到位于黏膜深层内，取代胃底腺的原因，有淋巴瘤、未分化胃癌及胃底腺型胃癌等需鉴别。

↓

考虑为淋巴瘤或未分化胃癌时，肿瘤浸润表层，具有破坏腺窝上皮的倾向。因此，往往出现白区不鲜明化。

↓

而另一方面，胃底腺型胃癌的腺窝上皮基底膜结构得以保留，由于为置换性进展，故白区不鲜明化少见。

↓

这样，胃底腺型胃癌就是最有力的候选答案。

图 3-19 为图 3-18 的横断面病理像，A、B、C 与图 3-18 中的 A、B、C 基本一致。A 为胃底腺黏膜，B 为癌导致胃底腺明显变薄，C 为黏膜深层被癌完全取代，胃底腺消失。由图 3-18 的放大像想到图 3-19 的病理像，是诊断此类癌的要点。

胃底腺型胃癌的特征是，癌主要在黏膜中层以深发育，而表层腺窝上皮残存的倾向很明显。因此，放大内镜也不可采用通常的诊断理论，故难以诊断。图 3-20a

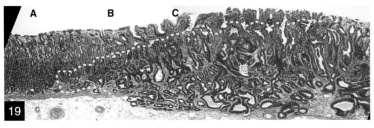

图 3-19　图 3-18 的横断面病理像

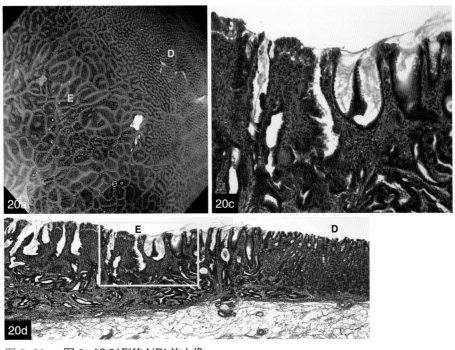

图 3-20a　图 3-18 对侧的 NBI 放大像

20b　图 3-20a 的 ESD 标本病理像

20c　图 3-20b 的黄框部分放大像

的 NBI 放大像中，D 为胃底腺黏膜，E 处癌细胞导致胃底腺消失，腺窝上皮成为萎缩黏膜样构造。该放大像的病理像如图 3-20b，c 所示。癌取代了腺窝上皮的一部分，但未露出表层（图 3-20c）。

C. 穹隆部发生的胃底腺型胃癌

穹隆部可见泛红隆起（图 3-21），其周围可见 RAC。周围未见黏膜微结构，这是由于胃底腺黏膜有非常致密的圆形 pit 分布，普通内镜不能辨认。另一方面，病变部可见管状微结构。从这张图片可知腺窝由宽幅被覆上皮所构成（图 3-21）。

放大观察病变部左侧时，可见背景由致密排列的圆形 pit 构成，病变部移行为管

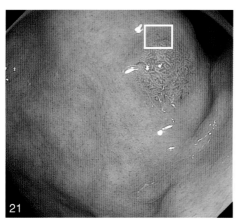

图 3-21　穹隆部胃底腺型胃癌的普通内镜像
白框为图 3-22 中 NBI 放大观察的部位

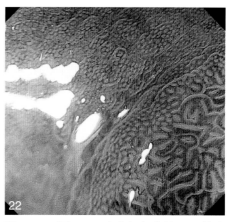

图 3-22　图 3-21 中白框部分的 NBI 放大像

3

分化型早期胃癌的放大内镜像

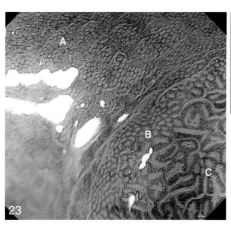

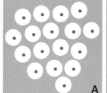 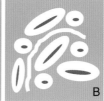 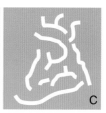

图 3-23　NBI 放大像所见黏膜构造的特征示意图

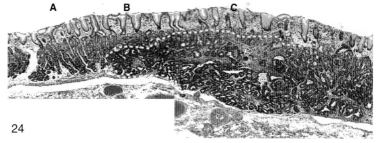

图 3-24　图 3-23 所示部位的 ESD 标本病理像

状微结构。但未见到不规整的黏膜微结构（图 3-22）。该放大像的变化与病理像的对照见图 3-23、图 3-24。A 为胃底腺黏膜，B 为癌导致胃底腺变薄，C 为完全被癌取代，胃底腺消失。

诊断诀窍如前所述，即从放大内镜见到的黏膜微结构，想到黏膜深层（胃底腺）的状态。

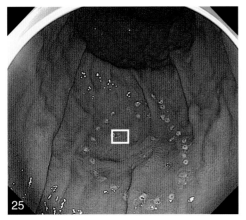

图 3-25　未分化型胃癌的普通内镜像
白框为图 3-26 中 NBI 放大观察的部位

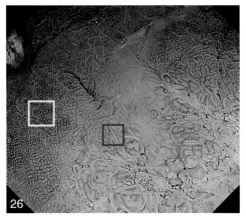

图 3-26　图 3-25 中白框的 NBI 放大像

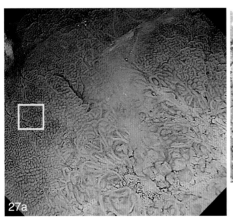

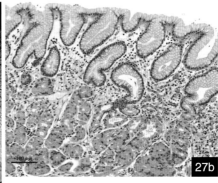

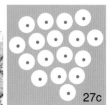

图 3-27a　NBI 放大像
　27b　图 3-27a 黄框部分的病理像
　27c　图 3-27a 黄框部分放大像的示意图

D. 取代胃底腺进展的未分化型胃癌

下面举例说明取代胃底腺进展的未分化型胃癌与胃底腺型胃癌的鉴别。

图 3-25 中为除菌后诊断的胃体中部大弯侧未分化型胃癌。按标记范围行 ESD。图 3-25 中白框的放大像，可见周围有致密的圆形 pit 排列（图 3-26 黄框），病变部边缘为萎缩黏膜的管状微结构（图 3-26 红框），随着向中心移行，出现白区不鲜明化及不规整血管（图 3-26 蓝框）。

与 ESD 标本的病理像对比，圆形 pit 部分（图 3-27a 黄框）基本为正常的胃底腺黏膜（图 3-27b）。管状黏膜微结构部分（图 3-28a 红框）为印戒细胞癌浸润，胃底腺大部分消失，仅稍许残留（图 3-28b）。白区不鲜明化，出现 wavy microvessels（图 3-29a 蓝框）的部分为印戒细胞癌浸润至黏膜表层，腺窝上皮变平坦（图

74

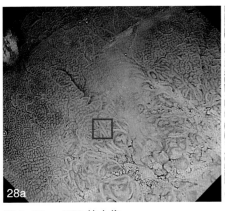
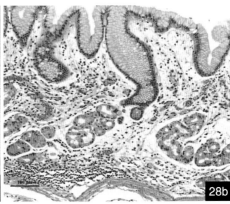
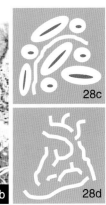

图 3-28a　NBI 放大像

28b　图 3-28a 红框部分的病理像

28c　图 3-28a 红框及其附近的放大像示意图

28d　图 3-28a 红框及其附近的放大像示意图

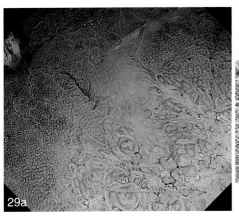
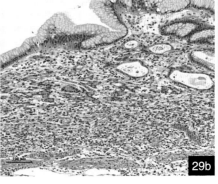
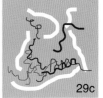

图 3-29a　NBI 放大像

29b　图 3-29a 蓝框部分的病理像

28c　图 3-29a 蓝框部分的放大像示意图

3-29b）。

观察到类似本例的放大像，应考虑未分化型胃癌或淋巴瘤，而非胃底腺型胃癌。通过各自的黏膜内肿瘤进展形式加以理解。

6. 除菌后发现胃癌

2013 年 2 月开始，*H.p* 除菌治疗进入医疗保险，有望抑制胃癌的发生。然而，即使除菌后 *H.p* 消失了，也并不是胃癌就一定不会发生了。除菌后发现的胃癌，与非除菌组胃癌相比，在诊断上更显困难。

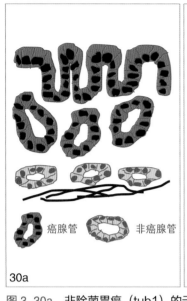
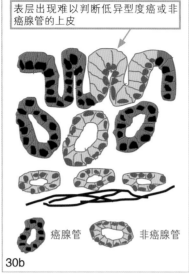
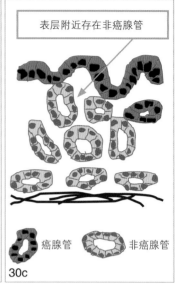

图 3-30a　非除菌胃癌（tub1）的示意图

　　　30b　除菌后发现胃癌（tub1）的示意图

　　　30c　除菌后发现胃癌（tub1）的示意图

A. 除菌后发现胃癌的特征

　　截至 2014 年，笔者医院发现的除菌后胃癌仅有 20 例，其特征有两点。这两点是笔者（八木）根据少数病例总结出来的，仅仅是除菌后发现胃癌的部分特征，因此，希望读者参考本书，进一步阐明这类胃癌的特征。

1）表层出现非癌上皮或与非癌上皮难以鉴别的上皮

　　高分化管状腺癌，几乎黏膜全层均由癌腺管构成，表层亦由癌上皮覆盖（**图 3-30a**）。因此，根据白区的黏膜微结构及血管像不同于周围非癌黏膜，就可得出诊断。然而，除菌后发现胃癌往往在表层出现难以判断是高分化癌还是非癌的上皮（**图 3-30b**）。这种现象即使进行 NBI 放大观察，也难以诊断癌及癌的范围。

2）非癌腺管延伸至黏膜表层附近

　　除菌后发现胃癌，黏膜深部的非癌腺管向表层延伸，可于表层覆盖癌腺管（**图 3-30c**）。这种病变在 NBI 放大观察时，癌处见到的是类似胃炎的结构。

B. 除菌后发现胃癌的 NBI 放大像

病例 1

　　8 年前因胃溃疡成功进行除菌治疗。当地医生发现胃角小弯侧微微凹凸改变，活检怀疑 tub1 介绍至本院。

　　胃角小弯侧可见沟状及轻微褪色改变（**图 3-31a** 箭头），不足以诊断为癌。NBI

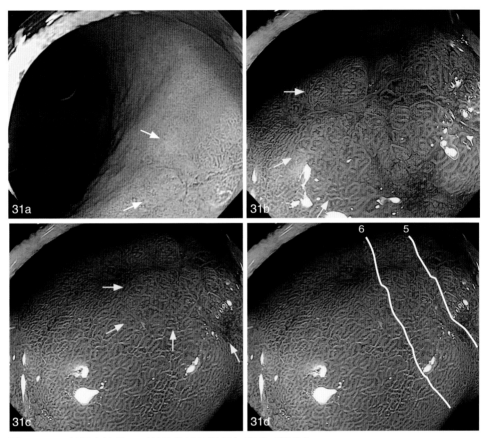

图 3-31a　**普通内镜像**　可见沟状及轻微褪色黏膜（箭头）。

　　31b　**NBI 低倍放大像**　可见不同于周围背景黏膜的白区微结构。

　　31c　**NBI 高倍放大像**　可见不同于周围黏膜的区域。

　　31d　将切除的标本沿白线制作切片，红色虚线处见到癌。

放大观察可见不同于周围黏膜的白区微结构（**图 3-31b** 箭头）呈现轻微的形状不均一与方向性不一致，血管走行也可见轻度不规整。符合除菌后发现胃癌的"具有不同于周围黏膜的微结构，但规整性缺失不明显"的特征。稍拉远镜头观察时，可见到不同于周围背景黏膜的微结构，从而得以分辨癌的范围（**图 3-31c**）。活检诊断为 tub1 癌，进行了 ESD 治疗。

　　图 3-31d 中切片 5 与 6 的红色虚线部分为 tub1 黏膜内癌。切片 5 的黏膜深部可见散在的非癌腺管（**图 3-31e** 箭头），表层也出现部分考虑为非癌腺管的上皮（**图 3-31e** 黄框），黄框的放大像见**图 3-31f**。

　　切片 6 的肛侧病理像见**图 3-31g**。癌为黑线所指部分，其左侧为肛侧的非癌腺管，与**图 3-31d** 中白线 6 下侧的非癌黏膜一致。**图 3-31g** 的黄框放大像可见癌腺管上覆盖有考虑为非癌腺管的上皮（**图 3-31h** 箭头）。推测正是由于该上皮的出现，导致了**图 3-31c，d** 中癌的界限不清现象。

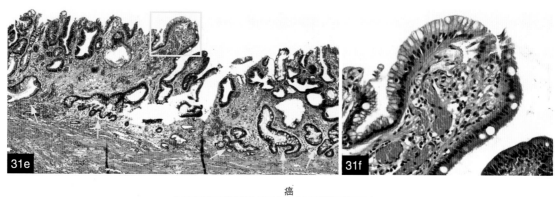

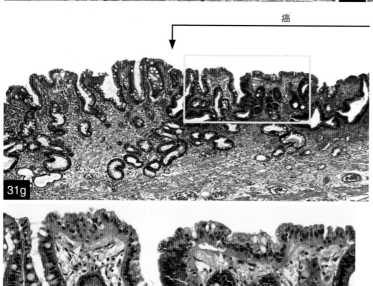

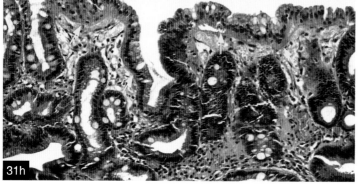

图 3–31e　图 3–31d 中切片 5 的放大像　右侧为口侧，黏膜深部可见散在非癌腺管（箭头）。

31f　图 3–31e 中黄框放大像　表层也可见到非癌上皮。

31g　图 3–31d 中切片 6 的病理像　右侧为口侧。

31h　图 3–31g 中黄框的放大像　癌腺管上方覆盖有非癌上皮。

病例 2

　　1 年前因胃溃疡成功进行除菌治疗。1 年后内镜随访未发现泛红、隆起或凹陷改变，但见到轻微色调改变的病变。图片中仅可见到轻微凹凸改变（图 3–32a 箭头），而 NBI 放大观察见到不同于周围背景黏膜的小颗粒状病变，根据形状不均一与方向性不一致诊断为癌（图 3–32b 箭头）。低倍放大整体观察病变，虽可辨认范围，但病灶内不规整性并不明显，所见类似胃炎（图 3–32c）。根据除菌后发现胃癌的"具有不同于周围黏膜的黏膜微结构，但规整性缺失不明显"的特征诊断为癌。活检诊断

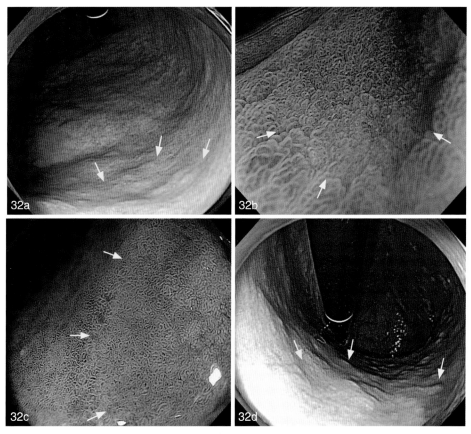

图 3-32a　**普通内镜像**　可见轻微凹凸（箭头为癌）。
　　32b　**NBI 放大像**　可见到形状不均一及方向性不一致的小颗粒状微结构（箭头为癌）。
　　32c　**NBI 低倍放大像**　该病变不规整性不明显，类似胃炎所见（箭头为癌）。
　　32d　**ESD 时的普通内镜像**　箭头为癌。

为高分化管状腺癌，行 ESD 术。

　　行 ESD 时，普通内镜也难以判断病变（**图 3-32d**，癌为箭头所指），NBI 放大观察确定了范围。低倍放大 NBI 观察可见到病变，但病变内部呈胃炎样（**图 3-32e**，箭头为癌）。如不与背景黏膜仔细对比，无法判断为癌。**图 3-32e** 是不良图片的例子。将背景黏膜充分移入视野进行观察，则更容易识别不同于背景的病变（**图 3-32f**，箭头所指为癌）。**图 3-32f** 的病理像如**图 3-32g** 所示。表层为癌上皮，但非癌腺管向上明显延伸，给人以癌上皮就覆盖在其表面的感觉。因此，其表面结构反映的是非癌腺管的构造，故 NBI 放大观察会见到胃炎样的表现。这是目前的认识。

病例 3

　　7 年前因胃溃疡成功除菌。当地医生发现胃体中部后壁发红，活检诊断为 tub1 癌，介绍至笔者医院。

　　根据胃体中部后壁发红，易于判断癌的存在（**图 3-33a**）。然而，NBI 放大观察

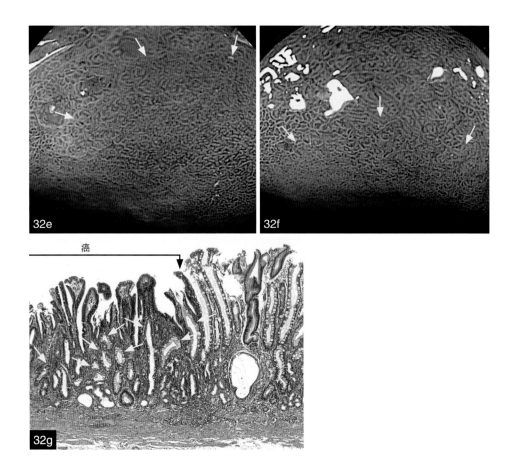

图 3-32e　NBI 放大像　箭头为癌灶口侧，癌灶表现类似胃炎，不能识别病变。

　32f　NBI 放大像　箭头为癌灶口侧，将背景黏膜充分移入视野进行观察，图 3-32e 所示部位病变的识别也变得容易。

　32g　图 3-32f 所示部分的病理像　箭头为延伸至表层附近的非癌腺管。

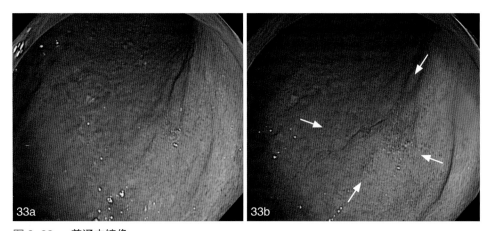

图 3-33a　普通内镜像

　33b　普通内镜像所见到的癌灶范围（箭头）

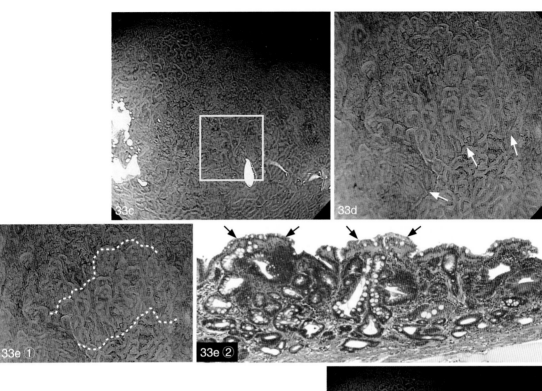

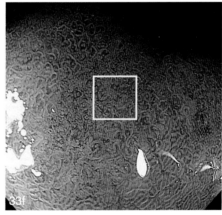

图 3-33c　NBI 低倍放大观察所见的癌灶肛侧界限

　33d　图 3-33c 黄框部分 NBI 放大观察所见的癌灶肛侧境界（箭头）

　33e　图 3-33d 中类似胃炎的部分（①虚线）及其病理像（②）窝间部由非癌上皮覆盖（②箭头）。

　33f　病变中央部的 NBI 低倍放大像

　　时，发现了更大范围的癌灶（**图 3-33b** 箭头）。对该范围行 ESD 治疗。倒镜观察病变肛门侧，NBI 放大像中可见不同于周围背景黏膜的微结构。虽然有类似胃炎的部分，但表现极其多样，可判断此处为病变（**图 3-33c**）。对**图 3-33c** 黄框部分放大观察时，可见与周围背景黏膜之间的明显界线（**图 3-33d** 箭头）。对比具有管状模样、类似胃炎部分（**图 3-33e** ①虚线）的病理像，发现癌腺管部分开口于表层，但黏膜表层的大部分区域由非癌上皮覆盖（**图 3-33e** ②箭头）。

　　另一方面，癌的偏中央部分（**图 3-33f** 黄框）可见 mesh pattern。对黄框部分全

3

分化型早期胃癌的放大内镜像

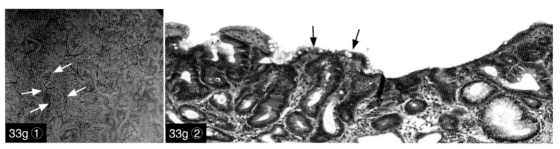

图 3-33g　**图 3-33f 黄框的 NBI 放大像及其病理像**　网状微结构中，散见形成管状微结构的白区（①箭头），与病理像中窝间部的非癌上皮相符（②箭头）。

幅放大，发现形成管状微结构的白区散见于 mesh pattern 中（**图 3-33g** ①箭头）。与病理像进行对比，发现癌腺管大部分开口于表层，由非癌上皮形成的窝间部仅占小部分（**图 3-33g** ②箭头）。

对这样的病理构造图了然于心，则通过慎重的放大观察，对癌的范围判断就不易出错了。

7. 理解度测试 （A：基础篇；B：应用篇；C：疑难问题篇）

? 问题 1 难度 A

请选择与图 1 中 NBI 放大像不符的选项：

1. 中心部未见血管，是由于该处存在未分化型胃癌。

2. 病理类型为高分化管状腺癌。

3. 可见到 WOS。

4. 周围存在肠上皮化生。

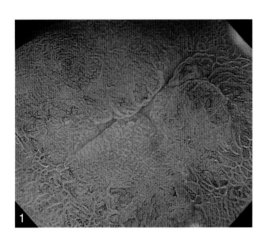

◎ 解答

1

!! 解说

　　图 2 为该病变的普通内镜像，见 1cm 左右的 0 Ⅱa 病变。

　　其 NBI 放大像见**图 3**。黄色虚线内，完全无透见血管，可见到不同于白区的白色物质，这就是 WOS（white opaque substance）。在黄色虚线以外的黑色箭头处亦可散在见到 WOS，这些部分也无法透见血管。因此，看起来像血管密度减少或血管消失。而对无 WOS 沉积的左上方的 mesh pattern 进行观察，所见与高分化腺癌不矛盾。另外，对黄色虚线内 WOS 处黏膜微结构进行逐一观察，也与高分化腺癌不矛盾。病变的背景黏膜可见伴亮蓝冠（LBC：黄色箭头）的管状黏膜微结构（A–1 型），诊断为肠上皮化生。病变与背景黏膜之间具有境界，可诊断为癌。NBI 放大像中，不存在可判读为未分化癌的部分。

　　图 4 为该病变的病理像。背景为肠上皮化生（*），病变为高分化腺癌（箭头）。

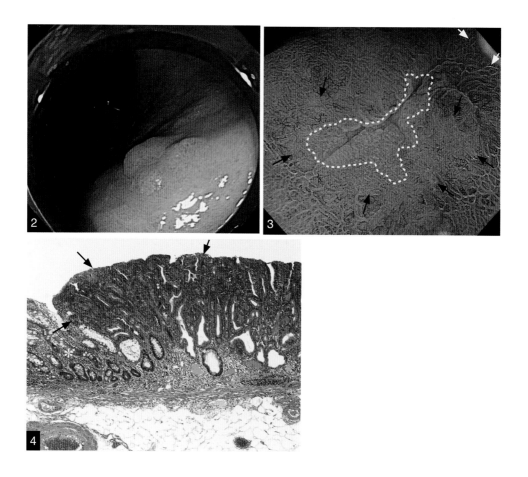

? 问题 2 难度 A

胃窦前壁病变，图 1 为普通内镜像，图 2 为低倍放大像，图 3 为高倍放大像，请回答以下问题：

问题 2-1　请选择不符合的一项：

1. 图 2、图 3 白色虚线的右侧，见不到白区形成的黏膜微结构。
2. 图 2、图 3 白色虚线的右侧，可见到中分化至未分化癌。
3. 图 2、图 3 白色与黄色虚线之间，可见到白区形成的黏膜微结构。
4. 图 2、图 3 白色与黄色虚线之间，根据白区的形状、方向性及血管判断是否为癌。

问题 2-2　关于病变范围的诊断，请选择正确选项：

1. 癌灶位于图 2、图 3 的白色虚线右侧。
2. 癌灶位于图 2、图 3 的黄色虚线右侧。
3. 图片上癌的范围广泛。

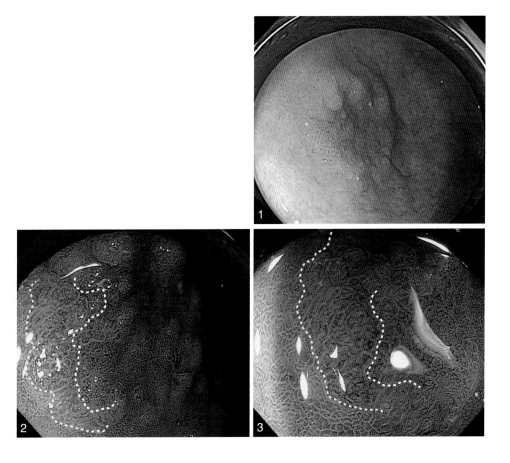

◎ 解答

问题 2-1　2

问题 2-2　2

⚠ 解说

　　图 2、**图 3** 的白色虚线右侧未见白区，仅能根据血管形态进行诊断。见到 mesh pattern，可想象出一根根腺管相互独立的样子。可判断为高分化腺癌。

　　白色与黄色虚线之间，见白区形成的黏膜微结构，可见形状不均一及方向性不一致。内包的血管也似乎口径不一及走行各异（图片放大倍数不够，无法详细解读血管），所见足以诊断分化型癌。那么，与白色虚线右侧在病理像上有何不同呢？白色与黄色虚线围绕的部分，推测为窝间部较宽的病变。从立体考虑，白色虚线右侧由圆管状癌腺管构成。而白色与黄色虚线之间的癌腺窝形成沟状，窝间部呈圆顶状黏膜微结构。显微镜下可见到**图 4** 与**图 5** 所示的不同。

　　在此，最重要的是癌灶范围判断。**图 2**、**图 3** 中，黄色虚线左侧为病变的背景黏膜，明显为非癌部分，认识这一点很重要。将黄色虚线右侧与该背景黏膜比较，可见形状不均一及方向性不一致。因此，黄色虚线就是癌与非癌的分界。

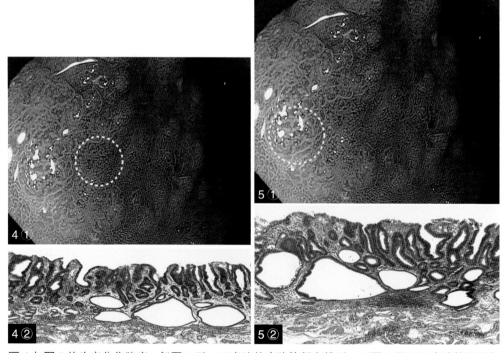

图 4 与图 5 均为高分化腺癌，但图 4 开口于内腔的癌腺管紧密排列，而图 5 的开口癌腺管的腺窝分离，窝间部较宽。病理表现可以解释立体结构的不同。

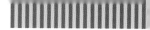

第 **4** 章 未分化型胃癌的放大内镜像

未分化癌往往表层残留非癌上皮，腺颈部具有向侧方进展的特点。因此，内镜下诊断癌的进展范围极其困难，可以说放大内镜的价值有限。然而，通过放大内镜，可以知晓未分化癌的组织学特征，在筛查时放大内镜有助于未分化癌的鉴别诊断，故未分化癌的放大像还是有意义的，本章就是基于以上考虑。

1. 未分化型胃癌往往表层覆盖非癌上皮

4

图 4-1a 为因褪色改变而发现的 Ⅱ b 型未分化型胃癌，靛胭脂染色后，病变反而更不鲜明（图 4-1b）。行 NBI 放大观察，可见到未分化型胃癌的特征性 corkscrew pattern 样血管像（图 4-1c ①）。同一部位喷洒醋酸后，表层的非癌上皮变成白色，故可见到非癌黏膜表现（图 4-1c ②）。另外，到处可见表现为微小糜烂的癌外露部（图 4-1d）。类似该病例的初次发现、未经活检的表在型未分化胃癌，往往表层大范围覆盖有非癌上皮。未分化型胃癌因呈上述黏膜内进展方式，故范围往往难以判断。

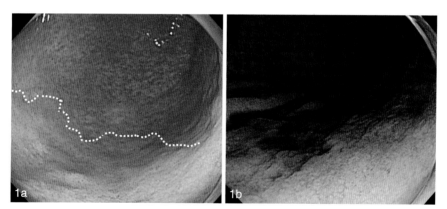

图 4-1a　Ⅱ b 型未分化型胃癌病变的普通内镜所见　虚线口侧为癌。
　　1b　靛蓝脂红染色后，病变也不鲜明。

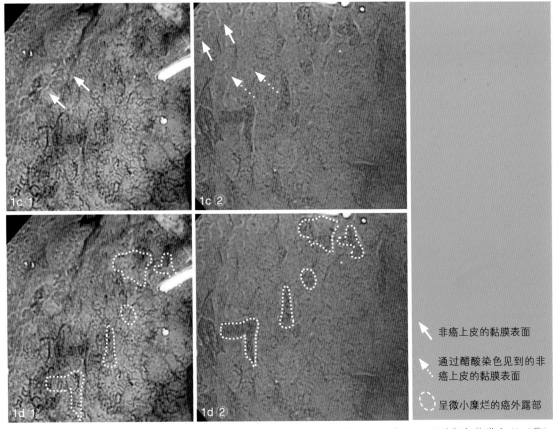

非癌上皮的黏膜表面

通过醋酸染色见到的非癌上皮的黏膜表面

呈微小糜烂的癌外露部

图 4-1c　**放大像**　corkscrew pattern 形态（①）。醋酸染色后表层非癌上皮变白，可见到非癌黏膜表现（②）。
　　　1d　可见表现为微小糜烂的癌外露部。

2. 未分化型胃癌的血管像

A. corkscrew pattern

　　未分化型胃癌的典型 NBI 放大血管像为 Nakayoshi 报道的 corkscrew pattern，笔者解释为微小血管相互结合疏松，分别爬行，呈螺旋样。

　　对该特征，笔者的解释是血管间无相互连结，呈曲线或螺旋状，逐渐变细、消失（**图 4-2a**）。典型的 corkscrew pattern 为白区消失，血管密度降低。然而，实际上未分化型胃癌由非癌上皮成分构成的白区中，往往可见与典型的 corkscrew pattern 不符的血管。因此，笔者将未分化型胃癌的血管重新命名为 wavy micro-vessels。

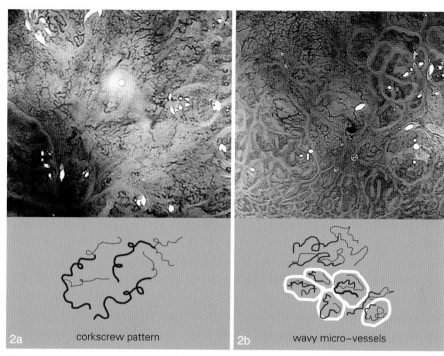

图 4-2a　corkscrew pattern　未分化型胃癌。

　　2b　wavy micro-vessels　虽为未分化型胃癌，但可见白区形成的黏膜微结构，
　　　　提示表层为非癌上皮。黏膜微结构内部的血管及示意图上方的高密度异常血
　　　　管均称为 wavy micro-vessels。

B. wavy micro-vessels

　　笔者将无论能否见到白区，"血管间无相互连结，呈曲线或螺旋状，逐渐变细、
消失"的血管像（无论血管密度），命名为 wavy micro-vessels（**图 4-2b**）。分化型胃
癌出现的 mesh pattern 为血管围绕腺管，呈网状走行，loop pattern 的血管于上皮层形
成的黏膜微结构中，从深部向表层走行。而 wavy micro-vessels 明显有别于这种与腺
管有关的走行。

　　wavy micro-vessels 出现于未分化型胃癌在黏膜内进展，而表层残留非癌黏
膜的病例，也指白区中呈曲线或螺旋状走行的血管。此时，务必与分化型胃癌的
loop pattern 血管相鉴别。在未分化型胃癌，往往附近白区消失，见到 wavy micro-
vessels（**图 4-2b**）。

　　wavy micro-vessels 也可用于表示一根一根的血管，对于判读非常细微的表现
尤其有用。笔者在典型的狭义 corkscrew pattern 以外，也使用 wavy micro-vessels。
根据后述的白区表现，结合 wavy micro-vessels，可对未分化型胃癌做出更加详细
的诊断。

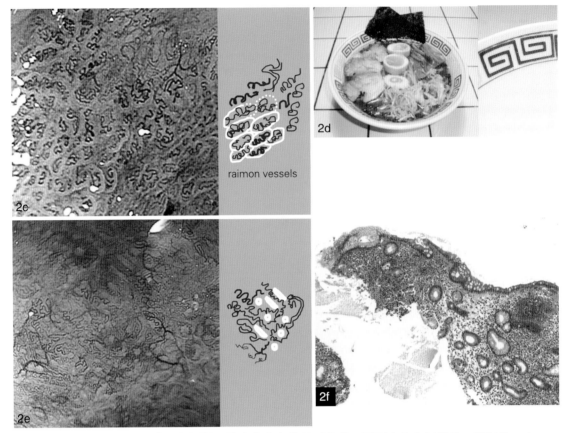

图 4-2c　raimon vessels（雷纹血管）　扩张高度弯曲呈雷纹状。画面上方白区消失，移行为 corkscrew pattern 样血管。

2d　雷纹　面碗边缘的花纹。

2e　见于慢性胃炎的类雷纹血管

2f　图 4-2e 的病理像　炎症细胞明显浸润，腺窝密度低。

C. raimon vessels（雷纹血管）

　　未分化型胃癌的另一常见血管像为雷纹血管（图 4-2c）。笔者称之为 raimmon vessels。雷纹是与中华料理的餐具相关的图案（图 4-2d）。这种血管也见于表层覆盖有非癌上皮的未分化型胃癌。其特征是扩张、弯曲的血管爬行，呈雷纹样表现，几乎无管径差异，考虑为表层非癌上皮下方的血管，因癌的浸润，出现扩张、伸展、爬行的表现。

　　慢性胃炎也可出现类似的血管（图 4-2e），但出现范围非常小。在病理上，对应于炎症细胞高度浸润的部位（图 4-2f）。另一方面，未分化型胃癌的雷纹血管周围白区消失，往往由 wavy micro-vessels（或 corkscrew pattern）取代（图 4-2e）。不过，笔者认为雷纹血管也属于 wavy micro-vessels，考虑为其一个亚型。

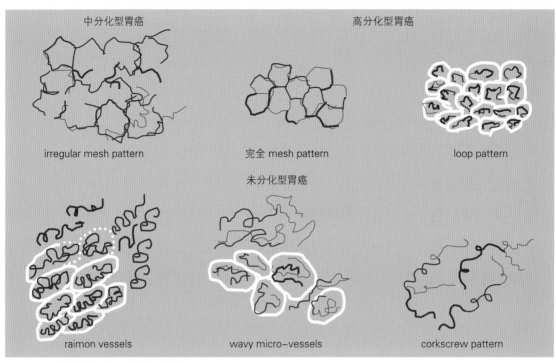

中分化型胃癌

irregular mesh pattern

高分化型胃癌

完全 mesh pattern

loop pattern

未分化型胃癌

raimon vessels

wavy micro-vessels

corkscrew pattern

图 4-3a　血管像与病理像的相关性示意图

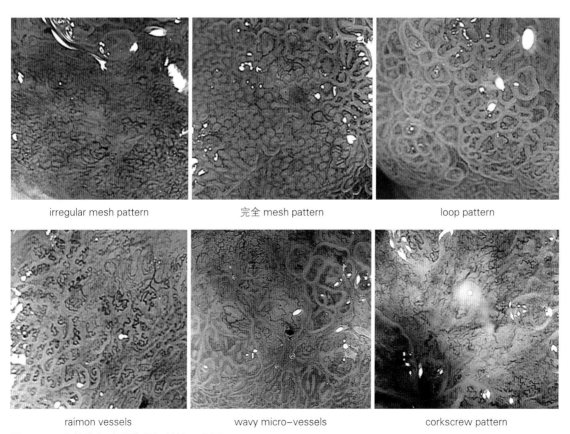

irregular mesh pattern

完全 mesh pattern

loop pattern

raimon vessels

wavy micro-vessels

corkscrew pattern

图 4-3b　血管像与病理像的相关性示意图

4

未分化型胃癌的放大内镜像

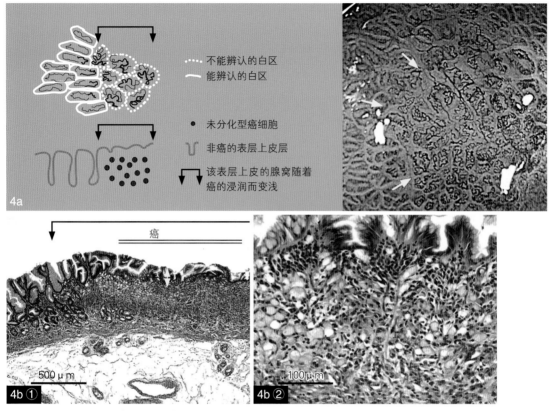

图 4-4a　未分化型胃癌的 NBI 放大像与示意图　corkscrew pattern，箭头部分见不到白区。
　4b　图 4-4a 的病理像　双实线部分相当于图 4-4a 的箭头部分。印戒细胞癌，表层残存有非癌上皮。随着癌的浸润扩大，非癌上皮的萎缩、消失程度增加，腺窝变浅（双实线部分）。②为①中箭头的高倍放大。

D. 血管像与病理像的相关性

　　为明确血管形态是否真实地反映了腺管的分化程度，今后仍必须进行探讨。目前，笔者对其相关性的考虑如图 4-3a，b 所示，也就是随着分化程度的降低，血管逐步丧失沿腺管走行的特征。

3. 未分化型胃癌的白区变化

　　未分化型胃癌往往表层残存有非癌上皮，内镜下可见到白区。因此，屡屡被误诊为胃炎或分化型胃癌。然而，见于未分化型胃癌的非癌上皮白区有其特征性。

　　要观察到白区，必须有 100μm 左右的较深腺窝形成（放大小知识⑨，第 63 页）。而未分化型胃癌的表层非癌上皮，随着癌细胞的浸润而变薄，多由单层上皮或

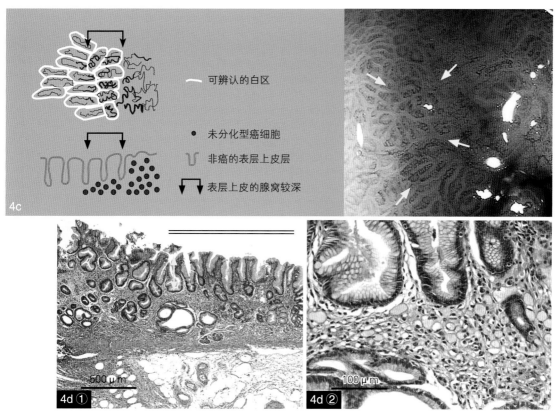

图 4-4c　未分化型胃癌的 NBI 放大像与示意图　黏膜内癌细胞浸润，但白区可以辨认（箭头）。
　4d　图 4-4c 的病理像　双实线部分相当于图 4-4c 的箭头部分。与图 4-4b 相比，癌的浸润量少，故非癌上皮的萎缩、消失程度较轻，腺窝也明显较深（双实线部分）。②为①中箭头的高倍放大。

非常浅的腺窝构成。这种非癌上皮无法表现为可辨认的白区（图 4-4a，b）。而残存的非癌上皮中，腺窝较深的部位可观察到白区（图 4-4c，d）。因此，表层的非癌上皮形成的腺窝逐渐变浅，则白区也逐渐消失（如同幽灵消失），这种表现称为 ghost-like disappearcance of white zone（白区的幽灵般消失）（图 4-4e）。另外，如表层非癌上皮残留，而深部癌细胞浸润，则在放大像上表现为黏膜微结构的窝间部扩大（图 4-4f~h）。

4. NBI 放大观察能否诊断未分化型胃癌的黏膜内进展范围？

对于 NBI 放大观察能否诊断未分化型胃癌的黏膜内进展进行分析，结果如下所示：

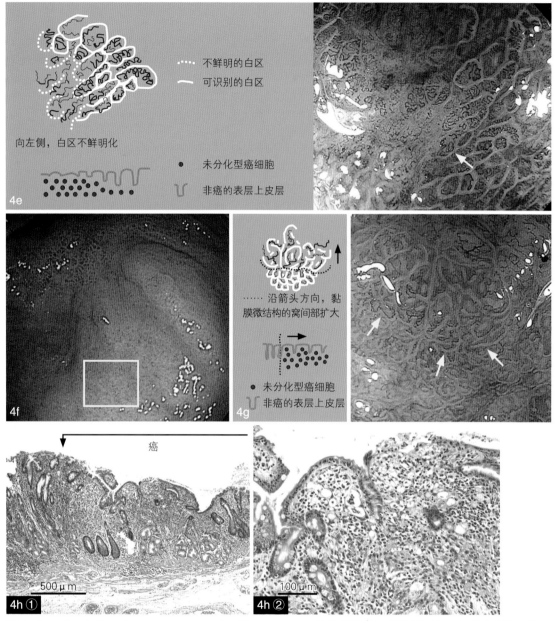

图 4-4e　ghost-like disappearcance of white zone　未分化型胃癌的黏膜进展部。如箭头所指为白区逐渐消失。左下的病理示意图显示随着癌细胞浸润量的增加，非癌上皮的腺窝逐渐变浅，白区逐渐不鲜明。

　　4f　**Ⅱ b 型未分化型胃癌黏膜内进展部的放大像**

　　4g　**图 4-4f 黄框部分放大像**　箭头所指部分为白区形成的黏膜微结构的窝间部扩大。如示意图所示（虚线的偏箭头侧），随着癌的浸润，窝间部扩大。

　　4h　**图 4-4g 的病理像**　相当于图 4-4g 中箭头所示的，随着癌的浸润非癌黏膜窝间部扩张的部分。印戒细胞癌于黏膜中层向侧方进展，该处窝间部扩大（①），表层由非癌上皮覆盖，萎缩隐窝尚存（②）。

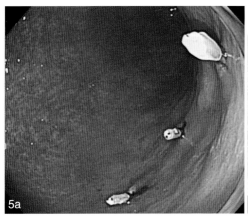
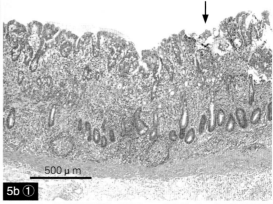
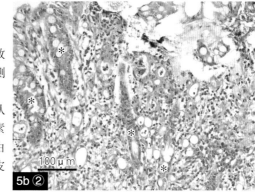

图 4-5a　**未分化型胃癌的 NBI 放大像**　以 NBI 放大观察 Ⅱ b 型未分化型胃癌病变的口侧边界。边界处以夹子标记。

　　5b　**误判标记色素被注入癌灶**　将癌灶误认为是癌与非癌的分界处，注入了色素（①箭头）。色素注入部的高倍放大像，由印戒细胞癌与因癌进展而萎缩的肠上皮化生的腺管（*）构成（②）。

A. 分析的病例及方法

　　笔者分析的病例是，接受外科手术的 12 例浅表型未分化型胃癌的 12 处病变。外科手术前，于诊断为癌的口侧边界处以夹子标记，切除、固定标本后，以钳子去除夹子，于裂开处注射色素标记，并于显微镜下加以确认。对于 2cm 以内的病灶，肛门侧边界也以夹子标记。对标记部位的 NBI 放大像与病理像进行对比研究。具体是将 wavy micro-vessels、ghost-like disappearance of white zone、黏膜微结构窝间部扩大判断为黏膜浸润，而将这些表现消失、移行为胃炎放大像的部位考虑为癌与非癌的分界，以夹子标记（**图 4-5a**）。根据上述要领，制作病理切片，即可确认夹子部位的色素（**图 4-5b**）。组织学上，如标记位于距癌界限部 10 个非癌腺管以内的范围里，则认为 NBI 对癌与非癌界限的诊断是正确的，如癌于标记处或标记距癌界限部 10 个腺管以上，则判定为误诊。**图 4-5b** 显示癌巢内有色素，为误判病例。

B. 研究结果

　　癌细胞在黏膜内的存在形式分为以下 4 类，**表 4-1** 显示 NBI 放大内镜对不同癌细胞存在形式的进展范围判断正确率。

表 4-1　NBI 放大内镜对未分化型胃癌黏膜内进展范围的判断正确率（按浸润形式分析）

	A 型	B 型	C 型	D 型	合计
诊断正确	15 (93.8%)	8 (80%)	0 (0)	2 (66.7%)	25
诊断错误	1	2	4	1	8
合计	16	10	4	3	33

(a)vs(b)：不显著；(a)vs(c)：$P<0.005$；(b)vs(c)：$P<0.01$，费希尔精确概率检验。

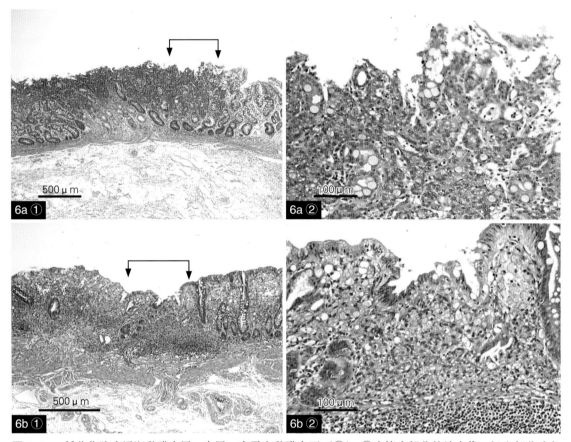

图 4-6a　低分化腺癌浸润黏膜中层、表层，癌露出黏膜表面（①）。②为箭头部分的放大像。极少部分残留有肠上皮化生的腺管（*），但大部分非癌上皮腺窝被破坏。

　　6b　印戒细胞癌浸润几乎全层（①）。②为箭头部分的放大像。黏膜最表层覆盖有非癌上皮，但其下方癌细胞浸润，腺窝被破坏。

癌的黏膜内存在形式

　　A 型：癌露出黏膜表面（图 4-6a）。非癌上皮腺窝部被破坏、消失。

　　　　　多见于形成充实性癌巢的低分化腺癌或分化型腺癌去分化。

　　B 型：黏膜最表层覆盖有非癌上皮，但其下方癌细胞浸润，腺窝部被破坏（图 4-6b）。

　　　　　见于黏膜内癌细胞较多的印戒细胞癌。

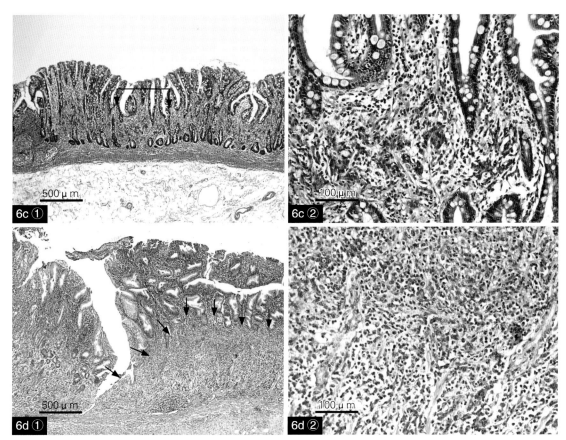

图 4-6c　癌细胞存在（进展）于腺颈部，低倍放大示非癌黏膜的腺管结构基本保留（①）。②为箭头部分。低分化癌的高倍放大像显示随着癌的浸润，腺窝部被破坏。

　　6d　低分化腺癌浸润黏膜中层、深层（箭头下方区域）。腺窝上皮部分无癌浸润，腺管结构保持良好（①）。②为低分化腺癌的高倍放大像。

　　C 型：癌细胞存在（进展）于腺颈部（图 4-6c）。虽然可见癌细胞导致腺颈部萎缩、破坏，但非癌黏膜的腺管结构基本保持。

　　　　　多见于印戒细胞癌、非充实性低分化腺癌及混有所谓爬行（形成牵手腺管）分化型腺癌的未分化型胃癌。

　　D 型：癌细胞仅存在于黏膜固有腺周围（图 4-6d）。见不到腺颈部及腺窝部的萎缩、破坏。多见于非充实型低分化腺癌。

5. 理解度测试 （A：基础篇 B：应用篇 C：疑难篇）

❓ 问题 1 难度 A

病例 1~ 病例 5 为伴有溃疡的病变（图 4、图 5 为瘢痕期）。请选择其中为癌的 3 个病例，不过由于是筛查，某些病例仅有低倍放大。

图 1a 黄框部分的放大像为图 1b，白框部分放大像为图 1c。图 4a 黄框部分的放大像为图 4b，图 4b 黄框部分的放大像为图 4c。图 5a 黄框部分的放大像为图 5b。

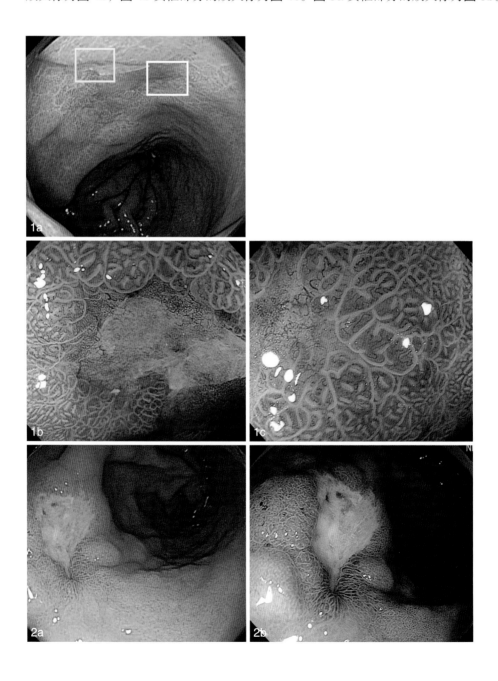

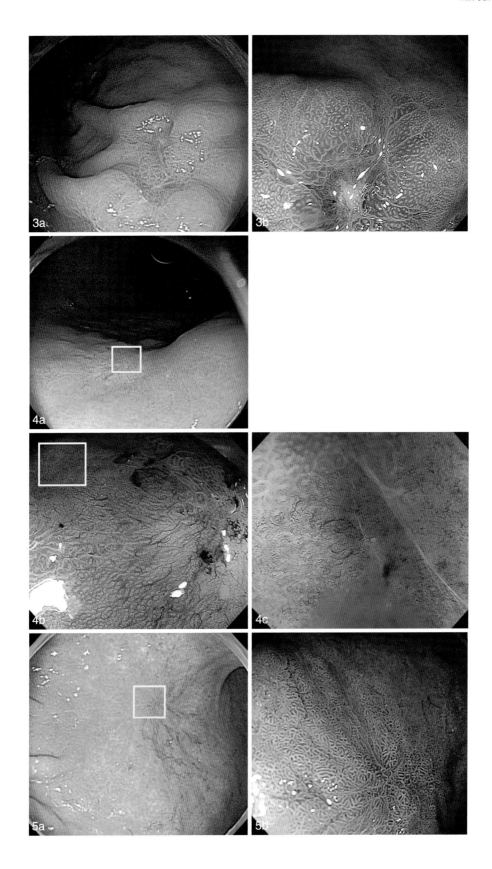

◎ 解答

癌性病变为病例 1、病例 3、病例 4（图 1、图 3、图 4）。

！ 解说

病例 1（图 1）于当地医生处接受 2 周的胃溃疡治疗，因此，白苔变得很小。图 1a 的普通内镜像也可见到白苔周围的偏心性发红，高度怀疑胃癌。图 1b 显示，白苔周围白区消失，同时见到螺旋状异常血管。对于消化性溃疡病例，如白苔周围处于活动期，则自白苔向背景黏膜移行；如处于愈合期，则出现放射状再生上皮。这种螺旋状异常血管在消化性溃疡是见不到的。螺旋状血管与 wavy micro-vessels 不矛盾。图 1c 可见到窝间部增宽的黏膜微结构，窝间部可见雷纹血管。根据以上表现，该病变诊断为 0 Ⅱ c+ Ⅱ b 型未分化型胃癌。

病例 2（图 2）一看就是变形的溃疡。然而，关注白苔周围时，近身侧为放射状的再生上皮（图 6，黄色虚线）。里侧为白苔向周围黏膜直接移行（白色虚线），两者之间未见怀疑癌的异常表现（图 6）。近身侧为愈合期或瘢痕期溃疡，里侧为活动性溃疡再发表现，病变为消化性溃疡。

病例 3（图 3）于当地医生处接受溃疡治疗数周，因此，溃疡变浅、变小。图 3a 普通内镜怀疑胃底腺区域发生的溃疡病变。图 3b 的 NBI 放大像根据背景黏膜的圆形 pit 确认为胃底腺黏膜。如果知道消化性溃疡发生于腺体分界的稍萎缩侧的规律，则很容易推断该病变为恶性。根据白苔周围白区消失及 wavy micro-vessels，诊断为未分化型胃癌。对于这个病例，溃疡周围的变化也应加以关注。溃疡周围（图 7，虚线内）与其周围背景的圆形 pit 相比，窝间部增宽。出现这种表现的原因，考虑为虽然表层的非癌腺窝上皮得以保存，但黏膜中层内有未分化型胃癌的进展。

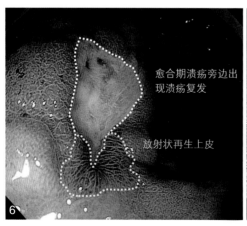
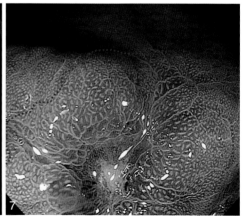

愈合期溃疡旁边出现溃疡复发

放射状再生上皮

病例 4（**图 4**）因消化道出血，行止血术，并接受 2 个月的 PPI 治疗。普通内镜见胃溃疡瘢痕（S2 期），但瘢痕处行 NBI 放大观察，发现不同于放射状再生上皮，见到异常血管（**图 4b**，黄框）。该处进一步放大观察，见到形状不均一与口径不同的血管（**图 4c**）。溃疡瘢痕内如见到这种 NBI 放大像，应高度怀疑癌并行活检。活检诊断为 tub2+por2 癌。

病例 5（**图 5**）的瘢痕处行放大观察，见到集中于一处的形状与走行均一的白区黏膜微结构（**图 5b**），为消化性溃疡表现无疑。

4

未分化型胃癌的放大内镜像

❓ 问题 2　难度 B

问题 2-1　请从图 1b，2b，3b 的 NBI 放大像中选出未分化型胃癌，图 1a，2a，3a 的黄框为放大像的部位。

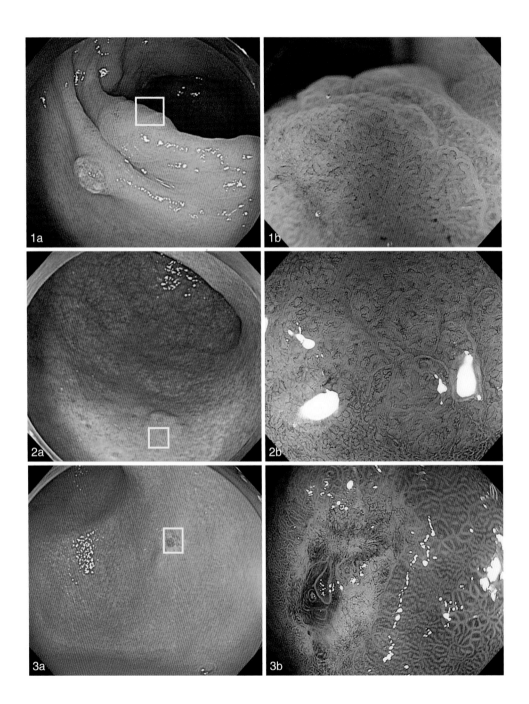

问题 2-2 请从图 4 ~ 图 6 中选择与 NBI 放大像图 1b，2b，3b 相一致的病理像。

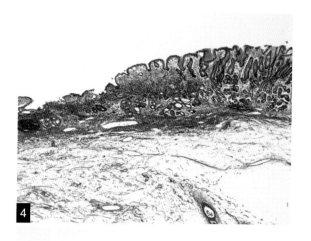

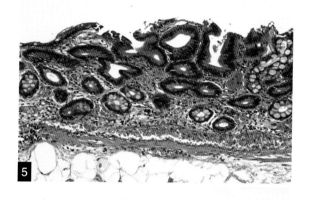

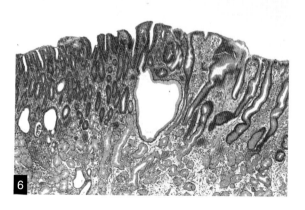

◎ 解答

问题 2-1　图 3b

问题 2-2　图 1b 与图 6，图 2b 与图 5，图 3b 与图 4

！解说

　　图 1b 的 NBI 放大像中，可稍见白区，但不能识别黏膜微结构。血管走行类似 mesh pattern。考虑到这种血管围绕腺管走行，就可想象出病理上表层腺窝开口部伴有直的腺管密集排列。这是高分化腺癌的 NBI 放大像。病理像为图 6。

　　图 2b 的 NBI 放大像，可见到形成颗粒状及圆顶状的白区，其窝间部血管可辨识，属于 loop pattern，窝间部较宽，可想象出病理上腺窝与腺窝之间有一定距离。那么窝间部所透见的血管该如何解释？请看图 7 的病理像，虽然箭头所示开口的腺窝（箭头）间隔较大，但其窝间部（虚线）下方存在腺管时，围绕这些腺管的血管通过窝间部可以透见。这样就可以识别图 2b 的 NBI 放大像。其对应的病理像为图 5。

　　图 3b 的 NBI 放大像见不到白区，可见到 wavy micro-vessels，与未分化型胃癌不矛盾，其病理像为图 4。

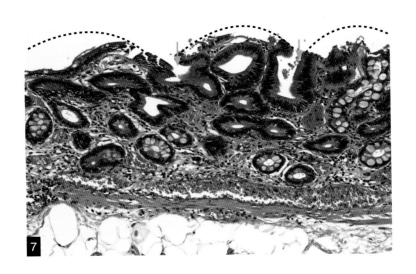

第5章 NBI 放大内镜诊断胃癌的流程

本章介绍的流程以白区为主轴。其理由是：①白区不同于血管，在低倍放大时也可观察到，与普通内镜观察保持了连续性；②变异不如血管丰富，易于整理；③检查者之间的认识偏差比血管少。

1. 为何制订诊断流程?

早期胃癌的放大内镜表现很多，不可能进行包罗万象的分类。但如能对胃癌的放大像进行系统整理，制订流程图，则对初学者的胃癌放大内镜诊断应该大有裨益。NBI 放大像尽管存在亮蓝冠（light blue crest，LBC）和白色不透明物质（white opague substance，WOS），但构成要素的大部分为血管及白区。未分化型胃癌也可通过白区辨认其表层的非癌上皮。血管与白区如何组合，有望将病变分为几大类，普通内镜、低倍放大与高倍放大内镜的使用过程，应可制订诊断流程。

笔者将观察、记录的以及新潟放大内镜研究会研究的早期胃癌的放大内镜表现，提取血管与白区两个要素，制作了早期胃癌放大内镜诊断的流程（图 5–1）。

2. 流程解说

利用各种典型的内镜像及示意图进行解说。

A. 流程①——mesh pattern

见不到白区，观察到网状血管（图 5–2a~c）。

①的要点

重点是判读白区消失、向 mesh pattern 移行、mesh pattern 的血管口径与形状不一。

B. 流程②——wavy micro-vessels

见不到白区，观察到螺旋状血管（即 corkscrew pattern，图 5–3a，b）。这是未分化型胃癌的典型放大像。

血管呈曲线状，逐渐变细消失。见不到类似 mesh pattern 的血管像相互连结，也

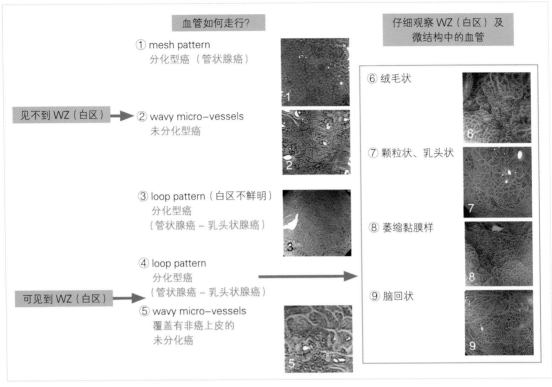

图 5-1　胃癌放大内镜诊断流程　白区以 WZ 表示。

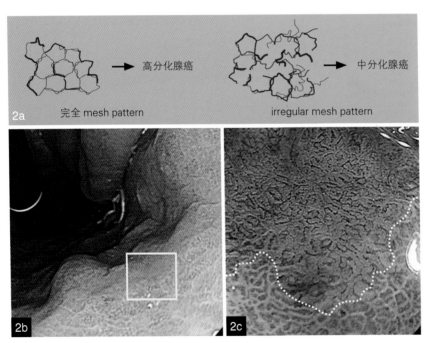

图 5-2a　mesh pattern 示意图

　　2b　普通内镜像

　　2c　图 5-2b 黄框的放大像　虚线上方为呈现 mesh pattern 的高分化腺癌。

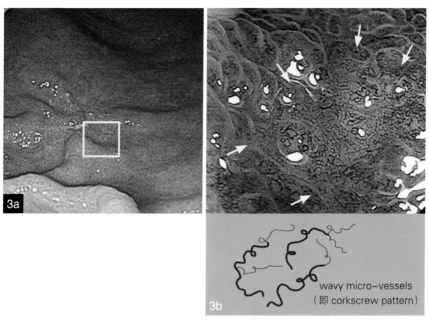

图 5-3a　凹陷型未分化型胃癌的普通内镜像　黄框为放大部位。
　3b　图 5-3a 黄框的放大像与示意图　箭头围绕的区域内血管为 wavy micro-vessels。

见不到类似 loop pattern 的血管自深部向表层走行的现象。

②的要点

重点是会判读未分化胃癌的特有血管形态。

C. 流程③——loop pattern（白区不鲜明）

血管在黏膜表层呈襻状、点状、棒状等不同形式的走行后再回到深部的血管形态称为 loop pattern。白区形成黏膜微结构，血管一般走行于黏膜微结构中。然而，在腺管密度较高或腺窝形成不充分时，有时白区不鲜明，难以观察到。

下面是典型病例。图 5-4a 为胃窦部隆起性病灶，NBI 放大观察时无法辨认白区形成的黏膜微结构，血管为 loop pattern（图 5-4b）。切除标本在福尔马林里固定数分钟后，浸入水中行放大观察，出现了类似微绒毛的黏膜形态（图 5-4c）。

③的要点

对于通过醋酸撒布、龙胆紫染色或切除标本行福尔马林固定等可以观察到的黏膜微结构，NBI 放大像有时难以识别，因此，最好适时学会醋酸撒布等黏膜微结构确认技术。

5

NBI 放大内镜诊断胃癌的流程

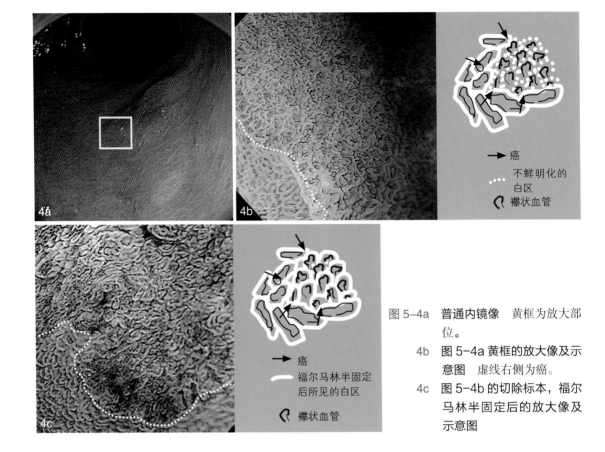

图 5-4a　普通内镜像　黄框为放大部位。

4b　图 5-4a 黄框的放大像及示意图　虚线右侧为癌。

4c　图 5-4b 的切除标本，福尔马林半固定后的放大像及示意图

D. 流程④——loop pattern

能见到白区形成黏膜微结构的分化型胃癌，在 ESD 术中判断范围时，往往与胃炎难以鉴别。关键在于通过观察白区形成的黏膜微结构及其内部的血管，解读胃癌的特征。

根据黏膜微结构的大小与形态，分为⑥ ~ ⑨四型，分别解说。

E. 流程⑤——wavy micro-vessels

虽然可以见到白区形成的黏膜微结构，却是由表层非癌上皮构成，是黏膜深层内存在未分化型胃癌的内镜像。因背景黏膜不同，可表现出不同的白区形状。

图 5-5a 为伴有溃疡瘢痕的未分化型黏膜内癌。白区黏膜微结构呈再生上皮样，据此不能判读为癌，只能称之为溃疡性病变。黄框、绿框、白框为放大观察部位。

黄框部分（**图 5-5b**），可见白区不鲜明及 wavy micro-vessels 样血管（箭头），但不足以考虑未分化型胃癌。

绿框部分（**图 5-5c**）的所见也同样如此（黄色箭头），尽管可见窝间部增大（白箭头），但并不能高度怀疑未分化型胃癌。

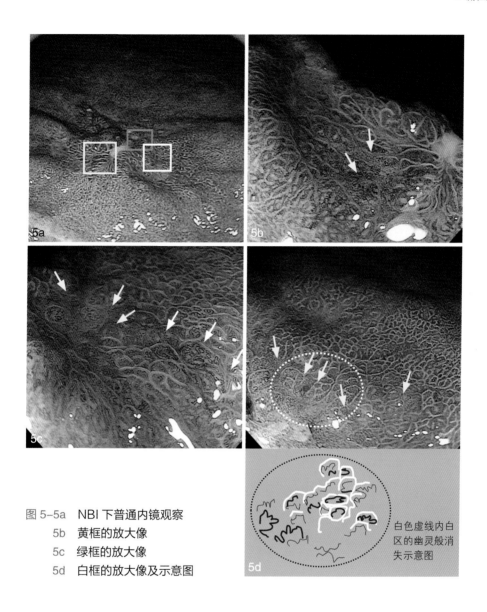

图 5-5a　NBI 下普通内镜观察
　　5b　黄框的放大像
　　5c　绿框的放大像
　　5d　白框的放大像及示意图

白色虚线内白区的幽灵般消失示意图

　　然而，白框部分（**图 5-5d**）可见到白区的幽灵般消失（ghost-like disappearance of withe zone）与 wavy micro-vessels，强烈提示未分化型胃癌。活检诊断低分化腺癌 + 印戒细胞癌，手术标本显示癌局限于黏膜内。

⑤的要点

　　未分化型胃癌由胃炎的白区黏膜微结构覆盖，易误诊为胃炎。读取病变某些部位白区消失及 wavy micro-vessels 的信息很重要。

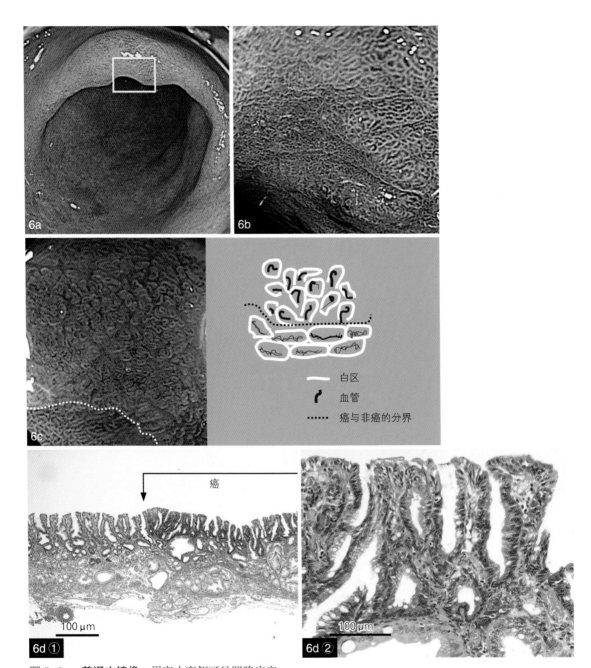

图 5-6a　普通内镜像　胃窦小弯侧可见凹陷病变。

　　6b　图 5-6a 黄框的低倍放大像

　　6c　图 5-6a 黄框的高倍放大像及示意图　虚线上侧为癌。

　　6d　图 5-6c 的病理像　高分化管状腺癌。与非癌上皮（腺窝上皮）相比，由稍细的腺管构成（①）。癌部位组织的高倍放大像（②）。

F. 流程⑥——loop pattern（绒毛状）

　　呈致密绒毛状黏膜微结构的癌。尽管胃炎也可因再生异型黏膜出现这样的黏膜微结构，但频率不高。呈 loop pattern 的分化型胃癌中，如流程⑥癌的诊断也并不是

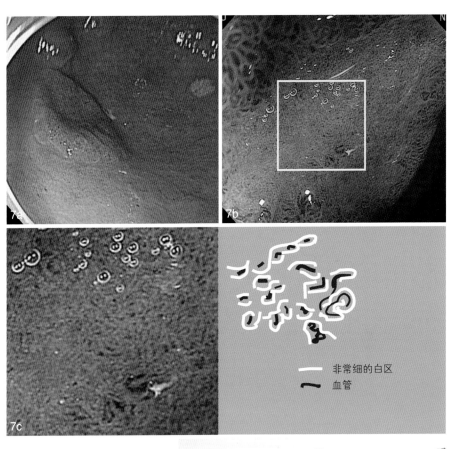

非常细的白区
血管

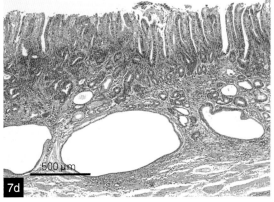

图 5-7a　普通内镜像　胃窦前壁可见凹陷病变。

　　7b　图 5-7a 凹陷处的放大像

　　7c　图 5-7b 黄框部分的放大像与示意图

　　7d　图 5-7c 的病理像　高分化管状腺癌。黏膜表层呈现微细的绒毛状结构，可以解释白区微细的原因。

5

NBI 放大内镜诊断胃癌的流程

很困难。**图 5-6a** 为胃窦小弯侧的凹陷性病变，NBI 低倍放大可见与周围非癌黏膜相比，黏膜微结构较细（**图 5-6b**）。高倍放大可见白区形成的微细绒毛状结构及内部的血管（**图 5-6c**）。绒毛状黏膜微结构中，方向性高度不一致，与周围界限清楚。ESD 标本为黏膜内高分化管状腺癌，其腺管结构较正常腺管稍细（**图 5-6d**）。

　　绒毛状结构进一步变细，则白区黏膜难以识别。**图 5-7a** 为胃窦前壁伴中央凹陷的隆起性病变。NBI 放大观察见到血管呈茶色的点，见不到黏膜微结构，初看无结构

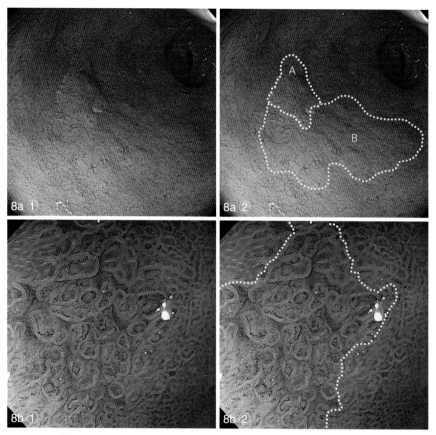

图 5-8a　**普通内镜像**　胃窦前壁可见病变。难以判断癌的范围仅限于白色虚线的 A
　　　　　处还是包括黄色虚线的 B 处。

　8b　图 5-8a ② A 处肛侧的放大像

改变（**图 5-7b**）。但只要意识到白区，则可识别点状血管周围非常细小的白区（**图
5-7c**）。切除标本为表层具有微细绒毛状结构的高分化管状腺癌。黏膜表层呈现微细
的绒毛状结构，这一现象可以解释白区细小的原因（**图 5-7d**）。

　　（该病例的放大像也归于流程③）

⑥的要点

　　如仅可见到点、棒状的血管，则根据白区的方向性不一致与不鲜明化进行诊断。

G. 流程⑦——loop pattern（颗粒状、乳头状）

　　类似肠上皮化生出现颗粒状、乳头状黏膜结构的癌。

　　图 5-8a 为胃窦前壁的分化型胃癌。对于癌灶范围，普通内镜仅可确定虚线 A
的部分，对黄色虚线 B 部分难以做出判断（**图 5-8a ②**）。对 A 处的肛侧进行放大观
察，可见到颗粒状、乳头状黏膜微结构（**图 5-8b**）。黏膜微结构大小不同、形状不均

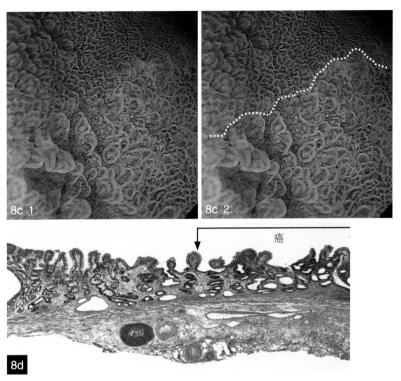

图 5-8c　图 5-8a ② A 处的前壁侧放大像
8d　ESD 标本的病理像

一，方向性不一致，尚可见到血管口径不同、形状不均一，与周围的界限清楚。尽管前壁侧的周围黏膜也呈颗粒状、乳头状，而癌灶黏膜微结构呈大小、形状和方向性不一致，故病灶范围还是可以判断的（**图 5-8c**），但也存在难以判断范围的部分。为谨慎起见，对 B 处行活检，确定为非癌组织。切除标本确认癌灶的范围仅限于 A 处。如**图 5-8d** 所示，乳头结构稍大，为腺管结构类似肠上皮化生的胃癌。

⑦的要点

　　病灶周围肠上皮化生呈颗粒状、乳头状黏膜微结构时，癌的范围诊断非常困难。必须根据白区不鲜明化、黏膜微结构形状不均一、大小不同、方向性不一致以及黏膜微结构内血管口径不同、形状不均一等细微变化，做出综合判断。

H. 流程⑧——loop pattern（萎缩黏膜样）

　　这种癌的放大像类似萎缩黏膜，与流程⑦一样，不少病例的放大诊断比较困难。

　　图 5-9 所示病例为当地医院接受 EMR 后，治疗部位活检确认再度高分化腺癌，无法判断病变范围而介绍至笔者医院。普通内镜无法发现病变（**图 5-9a**）。放大内镜对胃小弯溃疡瘢痕的肛侧进行观察时，白光检查见到白区排列较周围致密的区域

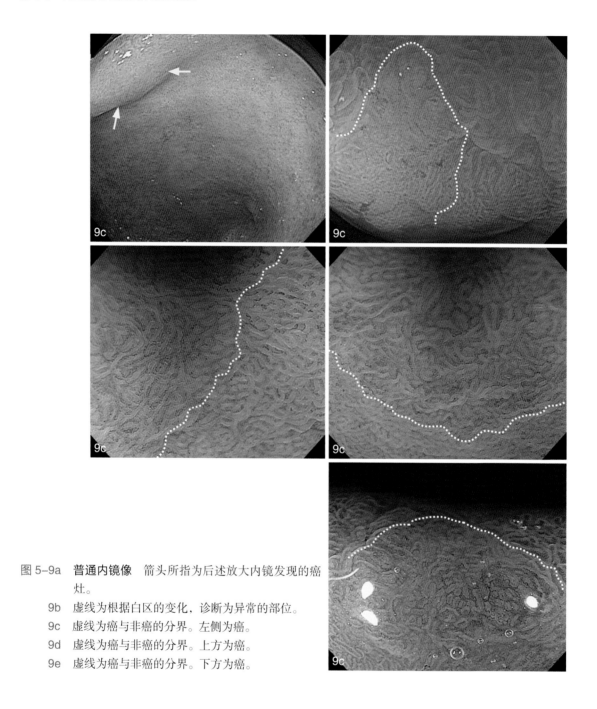

图 5-9a　**普通内镜像**　箭头所指为后述放大内镜发现的癌
　　　　灶。
9b　虚线为根据白区的变化，诊断为异常的部位。
9c　虚线为癌与非癌的分界。左侧为癌。
9d　虚线为癌与非癌的分界。上方为癌。
9e　虚线为癌与非癌的分界。下方为癌。

（图 5-9b）。NBI 放大观察见萎缩黏膜微结构，但对白区间隔小而复杂的部分，也就
是白区形状不均一、方向性不一致的部分进行观察，就能对癌灶范围做出诊断（**图**
5-9c，d）。口侧表现也一样，故整个癌灶的范围得以诊断（**图 5-9e**）。切除标本以
福尔马林固定数分钟后进行 NBI 放大观察，与非癌部分相比，癌灶呈现高密度的萎
缩黏膜样上皮模样（**图 5-9f**）。**图 5-9g~i** 为病变正中剖面的组织标本。癌腺管的结
构与非癌黏膜（肠上皮化生黏膜）类似，但腺管密度更高。

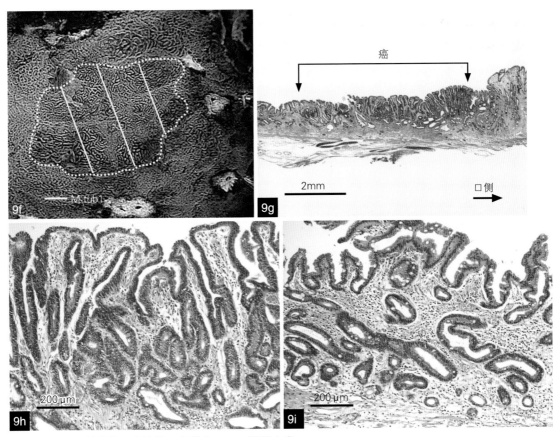

图 5-9f　NBI 放大像　癌灶位于虚线内。tub1 黏膜内癌。

9g　高分化管状腺癌的病理像　癌腺管结构与正常腺管类似，但腺管密度明显增高。

9h　图 5-9g 的放大像

9i　癌灶肛侧肠上皮化生的病理像

⑧的要点

　　判读与周围非癌黏膜的差别。癌灶往往腺管密度高，腺窝较浅的病例，可出现白区不鲜明化。由于腺管结构不规则，故呈现黏膜微结构的形状、方向性不一致或小范围内黏膜微结构多样化等表现。

I. 流程⑨——loop pattern（脑回状）

　　具有脑回状黏膜微结构的胃癌几乎均为隆起性，无须依赖放大内镜来判断范围，白区非常鲜明。

　　胃体下部后壁的隆起性病变（图 5-10a），NBI 低倍放大观察发现与周围非癌黏膜相比，病变由较大的黏膜微结构构成（图 5-10b）。进一步放大观察发现，尽管存在大小不同，但就整体而言，黏膜微结构较周围的非癌黏膜大（图 5-10c）。形成黏膜微结构的白区尽管存在呈颗粒状模样的走行，但也存在分叉、断裂的管状微结构，表现多样（图 5-10c）。一般白区中分叉、断裂腺管模样微结构明显的病灶，往往在

5

NBI 放大内镜诊断胃癌的流程

115

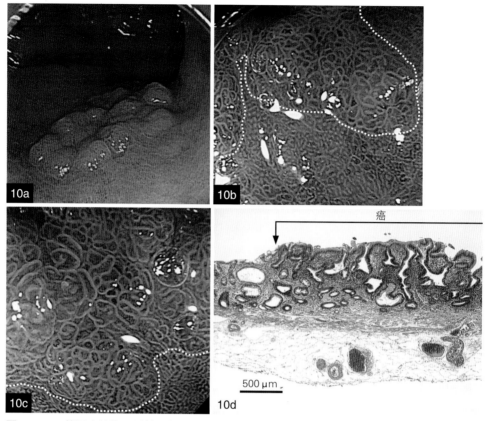

图 5-10a　**普通内镜像**　胃体下部后壁见隆起性病变。

　　　10b　虚线为癌与非癌的分界。上方为癌。

　　　10c　虚线为癌与非癌的分界。上方为癌。

　　　10d　**高分化管状腺癌的病理像**　窝间部较宽，呈棍棒状乳头结构。腺窝具有分叉倾向。

组织学上也是分叉明显的分化型胃癌。尽管血管见到轻度扩张、口径不一及形状不一致，但白区形成的黏膜微结构及白区本身的形状不均一及方向性不一致更为明显。切除标本的病理显示，病变窝间部较周围非癌黏膜为宽，为由分叉腺管构成的高分化腺癌（**图 5-10d**）。

小知识10　胃炎的绒毛状结构类似胃癌？——demarcation 线（边界线）的重要性

慢性胃炎也可呈现绒毛状结构。此时，胃癌与胃炎难以鉴别。幽门管前壁泛红（**图1**箭头），NBI 放大内镜见到微小的绒毛状结构（**图2**）。怀疑分化型胃癌，尝试判断其范围。但见不到癌的边界，即 demarcation 线（**图3**）。活检显示 Group Ⅱ（注：根据《胃癌处理规约》（第13 版）诊断）（**图4**）。数月后，同一部位放大内镜显示为通常的胃炎放大像，活检为 Group Ⅰ。

Yao 等强调了胃癌放大诊断中 demarcation 线的重要性，即普通内镜发现泛红的平坦病变，继以放大观察，如无 decarmation 线，则癌的可能性可 100% 否定。放大像乍看就是癌的病变，也应根据 demarcation 线慎重判断。

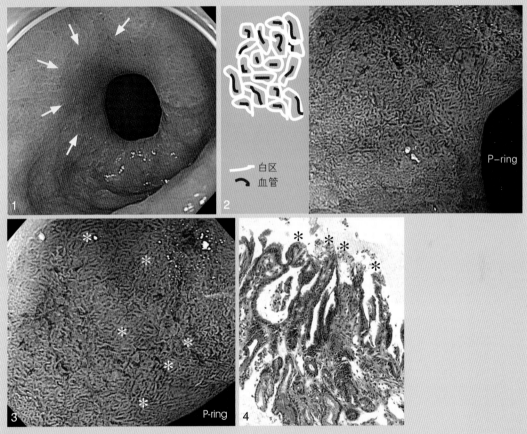

图1　幽门管前壁可见泛红（箭头）。
　2　可见绒毛状结构。
　3　胃炎样结构（白*）与绒毛状结构（黄*）混杂，见不到 demarcation 线。
　4　活检标本发现表层为绒毛状（*）异型上皮，但诊断为非肿瘤性。

第6章　练习题

问题1 难度 A （A：基础篇　B：应用篇　C：疑难篇）

　　图1为胃中部大弯侧隆起性病变，图2为黄框部分的 NBI 放大像，请选择有关图2的正确选项（答案不限于1个）。

　　1. 白区形成的黏膜微结构鲜明。

　　2. 由网目状血管形成，为完全 mesh pattern。

　　3. 考虑分化型肠型胃癌。

　　4. 无可透见微小血管。

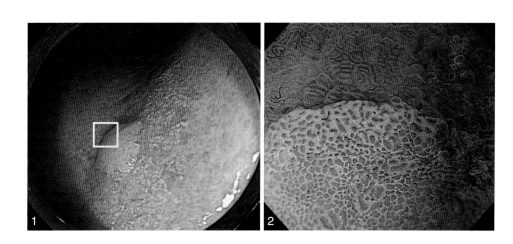

◎ 解答

3，4

解说

图 2 见白色不透明物质（WOS）。WOS 为表层上皮细胞吸收脂质后的表现，在胃癌，则为分化型肠型胃癌。由于不透光，故见不到微小血管。另外，在图像上不同于白区，凸显更不透明的白色。因此，1 和 2 为 ×，而 3 和 4 为√。

该病变的 ESD 标本以福尔马林固定约 2min 后的内镜与病理像分别为图 3 和图 4。

福尔马林固定后为何可见到网目状血管？从癌灶由伴有圆形或椭圆形开口的管状腺管构成即可理解。病理像为高分化管状腺癌。

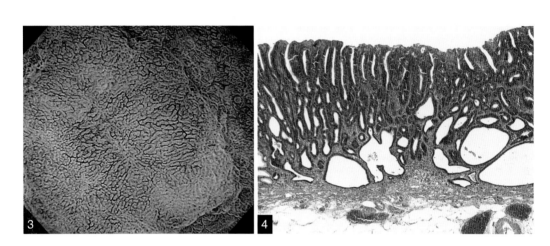

? 问题2 难度 A

　　图1为胃角小弯侧凹陷性病变。图2（图1的黄框部分）为肛侧的 NBI 放大像，图3（图1的蓝框部分）为口侧的 NBI 放大像。请选择正确答案（答案不限于1个）。

　　1.图2中，白区构成的黏膜微结构鲜明。

　　2.图3呈完全 mesh pattern，为高分化管状腺癌，由无融合、交通的管状腺管构成。

　　3.与图3相比，图2为组织异型性小的胃癌。

　　4.可以推测，图2的癌腺管具有融合倾向。

　　5.图3的 pattern，多提示为黏膜内癌。

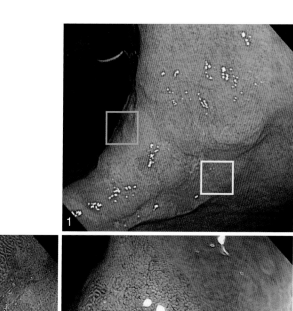

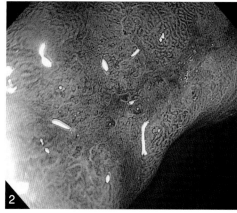
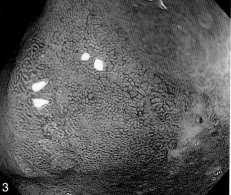

◎ 解答

2，4，5

解说

图 2 与图 3 的病理像分别为图 4 和图 5a，b。请边看病理像，边阅读解说。

图 2 中，尽管部分区域可见白区，但整体上不是均可见到，不能说是黏膜微结构鲜明，故答案 1 是 ×。

图 3 由网状血管构成，未见 irregular mesh pattern 的血管断裂。这类血管，多见于由圆筒状管状腺管构成的高分化管状腺癌。因此答案 2 是 √。

图 2 虽可见到网目状血管残留，但明显可见断裂、走行不规则的血管，为 irregular mesh pattern 的血管类型。癌腺管一旦发生融合，则出现血管断裂。与完全 mesh pattern 相比，往往结构上异型性更大。因此，选项 3 为 ×，4 为 √。不同于 irregular mesh pattern，完全 mesh pattern 几乎均见于黏膜内癌。因此选项 5 为 √。

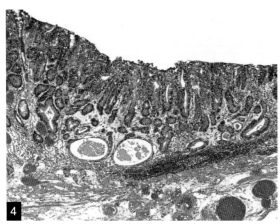

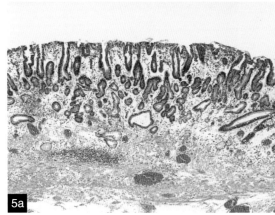
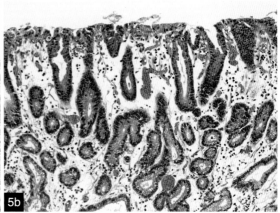

图 1 和图 2 为两个病例的 NBI 放大像。病理均诊断为癌。

请将各 NBI 放大像与相应的病理像（图 3，图 4）及病理诊断以线连结。

放大像（图 1）· 　　·病理像（图 3）· 　　·病理诊断：高分化管状腺癌

放大像（图 2）· 　　·病理像（图 4）· 　　·病理诊断：中分化管状腺癌

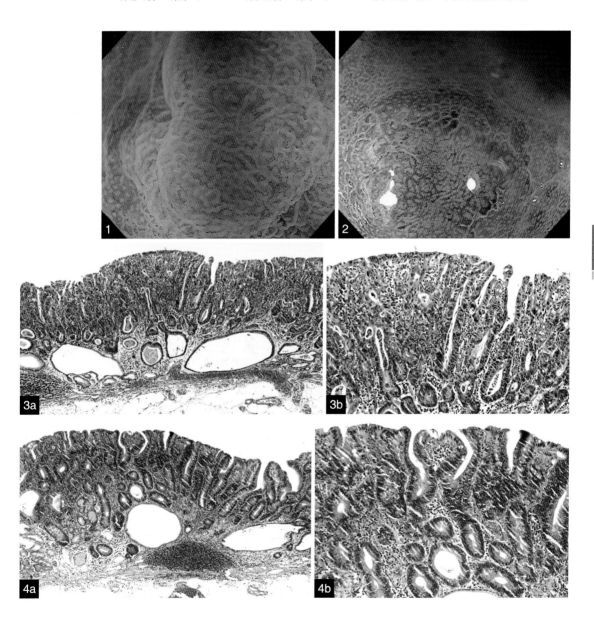

6

练习题

◎ 解答

放大像（图1）·⟍　　·病理像（图3）·⟍　　·病理诊断：高分化管状腺癌

放大像（图2）·⟋　　·病理像（图4）·⟋　　·病理诊断：中分化管状腺癌

！ 解说

　　图1 NBI 放大像中白区相对更好辨认。为窝间部较宽，腺窝具有一定深度的胃癌。因此选择无表层癌腺管融合、交通的高分化管状腺癌。

　　图2 NBI 放大像无法辨认白区，血管呈 mesh pattern。但部分血管断裂，类似 irregular mesh pattern。腺管密度高，考虑具有中分化管状腺癌成分。

　　胃窦小弯侧发现颗粒状隆起性病灶，活检诊断 Group 5（tub1），介绍至本院（图 1）。胃角小弯侧合并有 Ⅱ b 病变，普通内镜无法诊断范围（图 2，图 3），故行 NBI 放大观察（图 4~图 6）。

　　请在图 4~图 6 中，画出癌与非癌的界限。

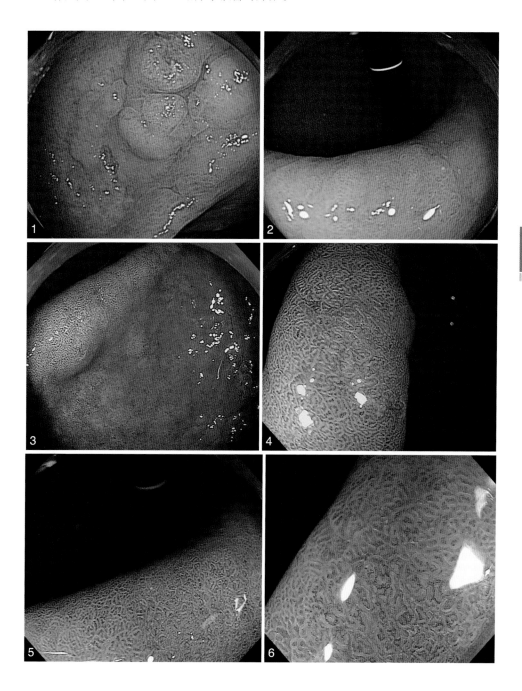

◎ 解答
图 8 ~ 图 10

解说

　　图 7 为图 8 ~ 图 10 中虚线右侧（胃角中弯）的病理像。除癌腺管外，黏膜全层残留有非癌腺管。要诊断这类难以判断癌灶范围的病例，诀窍是姑且先将背景黏膜的形态完全把握，异于背景黏膜之处即怀疑为癌的区域。

　　然后，仔细判读白区形成的黏膜微结构有无形状与方向不一，血管有无走行与口径不同，根据上述现象判断是否为癌。如急于寻找像癌之处，往往可能导致误诊。

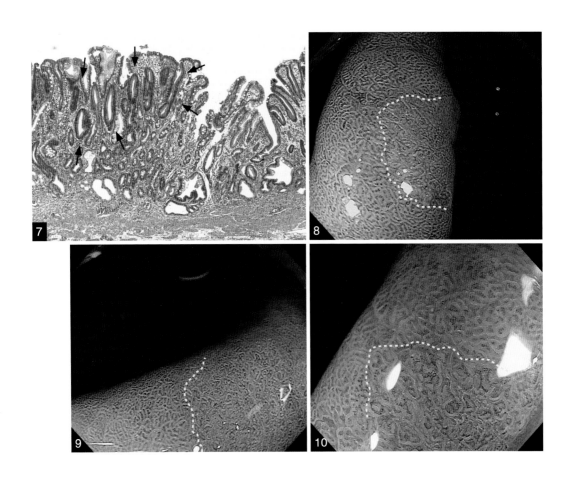

6年前患胃溃疡，成功除菌。每年行上消化道检查，本次普通内镜于胃体中部小弯侧前壁见到如**图1**箭头所示病灶。NBI放大像如**图2**所示。请选择正确答案。

1. 尽管**图1**箭头处为局限性的凹陷性病变，考虑胃癌，但**图2**中未见不规整表现，故不考虑胃癌，而考虑为慢性胃炎改变。

2. **图1**为貌似慢性胃炎的NBI放大像，但**图1**与**图2**中均可见到病变有界限。除菌后发现胃癌的放大像乍看貌似胃炎的情况并不少见，故应行NBI放大内镜仔细观察，进一步寻找有无可判断为癌的部位。

3. **图2**为典型的高异型性分化型胃癌的放大像。

4. **图2**为覆盖有非癌上皮的未分化型胃癌的典型放大像。

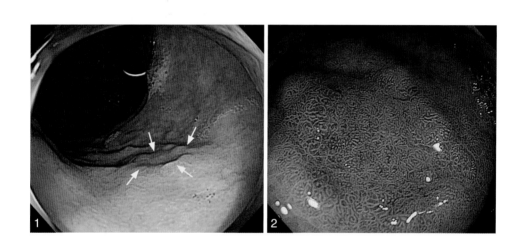

◎ 解答

2

■ 解说

　　这是 1 例除菌后发现胃癌的病例。**图 1** 为有边界的凹陷性病变的内镜像。除菌后发现胃癌的 NBI 放大像呈胃炎样表现并不少见。笔者的考虑是 "唯一像癌之处是具有边界"。

　　考虑到除菌后发现胃癌，行 NBI 放大观察，与预想一样，在凹陷病灶内发现了胃炎样表现。胃炎样改变与周围黏膜明显不同。这是除菌后发现胃癌的特征性形态。如高度怀疑胃癌，则进一步 NBI 放大观察尤为重要。NBI 高倍放大像如**图 3** 所示。高倍放大时可见呈不规则 loop pattern 的血管，胃癌得以诊断（**图 4**）。因此，1，3，4 选项为 ×，该病灶的病理应为如**图 5** 的 tub1 癌。

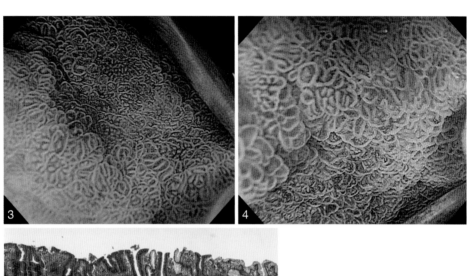

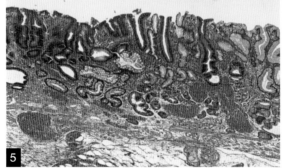

? **问题6** 难度 B

　　胃角后壁大弯侧见伴溃疡的凹陷性病变（**图 1a，b**）。低倍放大像见**图 2a，b**。请选择正确答案（正确答案不限于 1 个）。

　　1. 凹陷处的大弯侧与口侧背景为胃底腺黏膜。

　　2. 凹陷处可见癌外露的黏膜像。

　　3. 凹陷处可见胃底腺消失的萎缩黏膜。

　　4. 这是慢性胃炎所致的典型腺体分界的内镜像。

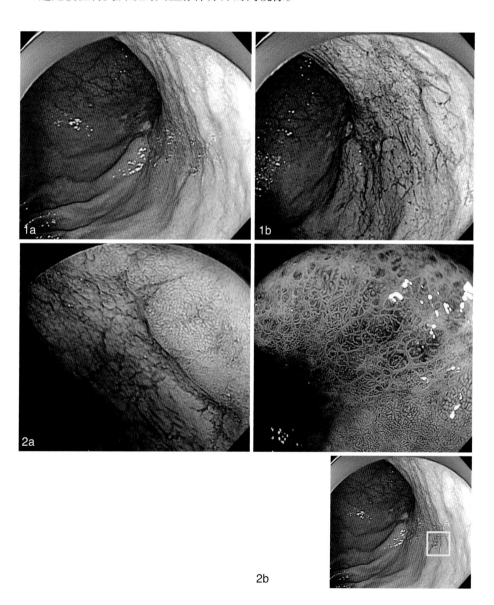

2b

6

练习题

◎ 解答

1，3

⚠ 解说

　　该病例的凹陷处为 90mm×50mm 的黏膜内印戒细胞癌。病变（**图 3a** 黄框内）的病理像见**图 3b**，为胃底腺黏膜内发生的未分化型胃癌。**图 3c** 为**图 3b** 黄框部分的高倍放大像。表层由非癌腺窝上皮覆盖，胃底腺的部位被未分化型胃癌取代（**图 3b** 虚线区域）。下面进行解说。

　　图 2a，b 中，凹陷周围背景黏膜由圆形 pit 构成，可判断为胃底腺黏膜，因此 1 为√。

　　凹陷处黏膜不规整，但并非明显为癌的表现，放大像表现类似萎缩黏膜，故 2 为 ×。

　　图 2a，b 中，由胃底腺黏膜突然变化为萎缩样黏膜，不能用慢性胃炎的腺体分界来解释。考虑凹陷处胃底腺为其他组织（未分化型胃癌或淋巴瘤等）取代，表层的非癌腺窝上皮变为萎缩样黏膜。因此，3 是√，4 是 ×。

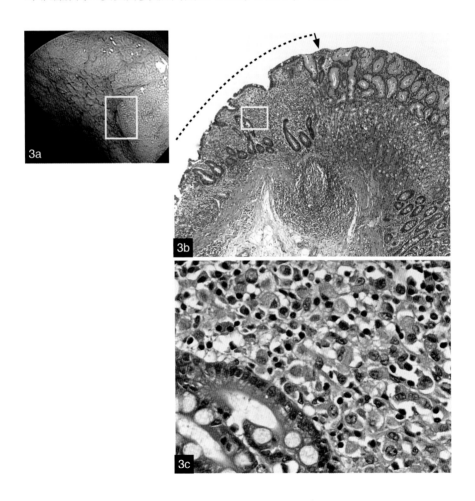

　　6年前因胃溃疡行除菌治疗。每年1次胃镜检查，本次发现如**图1**的病变。NBI放大像见**图2**，**图3**。请选择正确答案（正确答案不限于1个）。

　　1. 病变边界不鲜明，应怀疑未分化型胃癌。

　　2. 仅在中心的凹陷处，考虑为分化型胃癌外露。

　　3. 凹陷处周围，癌腺管为非癌上皮覆盖的可能性大。

　　4. 整体上，病变为表层覆盖有非癌上皮的胃癌。

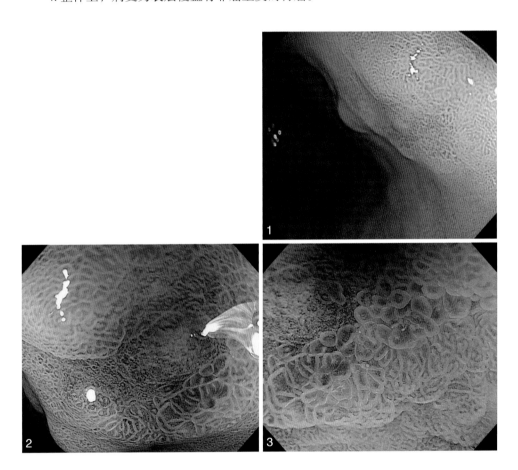

◎解答

2，3

!解说

　　首先看病理像。图4中的 A（切片5黑线）对应图5，图4中的 B（切片6黑线）对应图6。

　　图5的表层由非癌上皮覆盖，分化型胃癌于黏膜中层内进展。图6的左侧也一样，右侧的凹陷处见分化型胃癌外露。该处与图2的凹陷处一致。请边看病理像，边读下面的解说。

　　图1中，由泛红表现怀疑为癌，但无明显边界。"除菌后发现"是重要的暗示。只要知道除菌后发现胃癌的病变边缘由非癌上皮覆盖，边界不鲜明，则诊断不难。中心的凹陷处可见到致密的、部分不鲜明化的白区形成的黏膜微结构与不规则血管，强烈提示分化型胃癌。

　　因此，1 为 ×，2 为 √，3 为 √，4 为 ×。图2，图3中凹陷处下方的白区黏膜微结构与周围色调不同，属于胃炎表现，但只要知道除菌后发现胃癌的上述特征，就可知道表层为非癌上皮，但黏膜中层（或黏膜中层以深）存在癌的可能性很大。

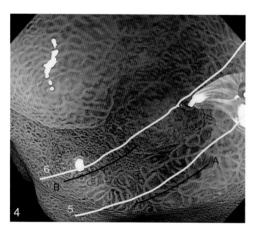

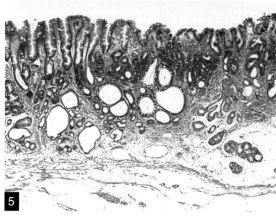

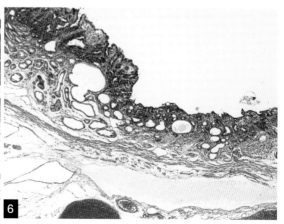

　　胃体下部大弯侧后壁见**图 1**所示，呈隆起性病变，对黄框部分进行 NBI 放大观察，图像见**图 2**，**图 3**。根据这些图像，选择正确的答案。

　　1. 考虑未分化型胃癌。

　　2. 考虑中分化型胃癌。

　　3. 考虑高分化型胃癌。

　　4. 考虑腺瘤。

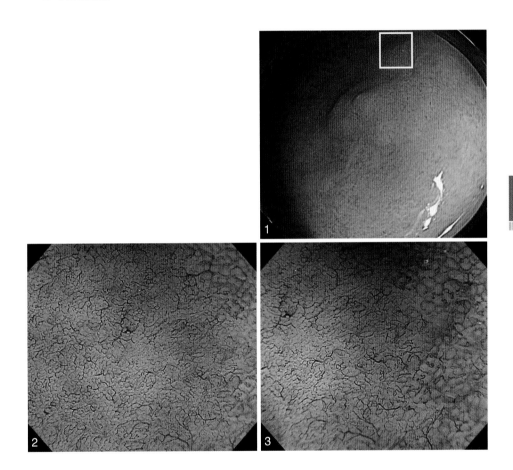

◎ 解答

3

‼ 解说

血管像符合 mesh pattern。**图 2** 中，从血管网围绕圆筒状癌腺管周围即可解释。**图 3** 的血管网有些崩塌，但尚未崩塌至 wavy micro-vessels 或 irregular mesh pattern 的程度。**图 4** 中黄框部分的病理像见**图 5**，**图 6**。病理诊断为 tub1，但**图 6** 中，癌腺管的大小、形状相当不整齐，因此，推测围绕癌腺管的血管网也出现明显的不规则。

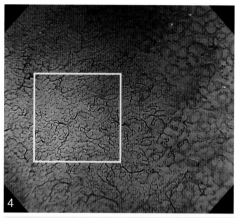

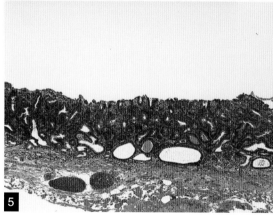

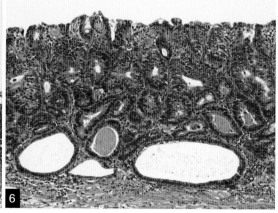

图 1 ~ 图 4 为 4 个病例的 NBI 放大像，病理诊断均为癌。请从图 5 ~ 图 8 中找出与 NBI 放大像相对应的病理像。

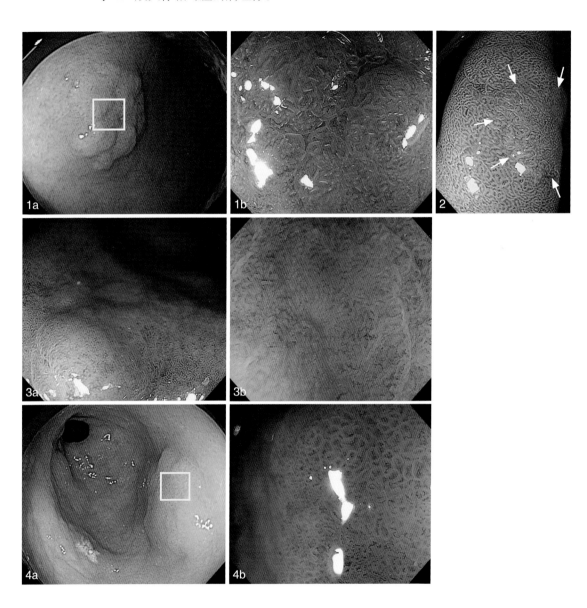

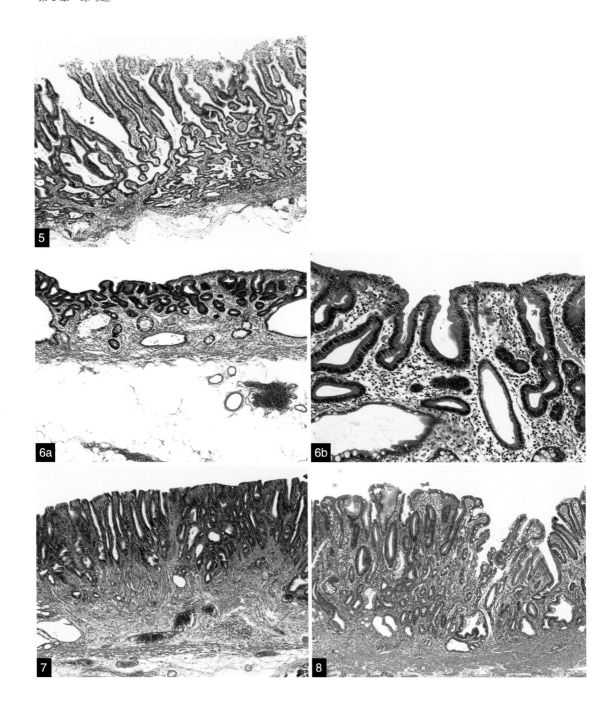

图 1 对应图 6，图 2 对应图 8，图 3 对应图 7，图 4 对应图 5

解说

图 1 的 NBI 放大像中，白区较易辨认。因此，推定为腺管密度不是很高的癌。另外，因可见到亮蓝冠，推测为伴有刷状缘的分化型癌，细胞成分接近腺瘤。因此，对应的病理像为图 6。

图 2 的 NBI 放大像中，病变呈 Ⅱb 样。普通内镜往往难以判断进展范围。癌灶的 NBI 放大像也未给人明显不规则的感觉，尚存胃炎的表面性状。这类病例，往往黏膜全层残留有非癌腺管，部分为癌取代。图 8 病理像中的进展方式与此一致。

图 3 的 NBI 低倍放大像见不到白区，想象为完全 mesh pattern。高倍放大可轻微见到白区，另外尚可辨认围绕其周围的血管走行。虽然不是典型的完全 mesh pattern，但也与其不矛盾。给人的印象是高腺管密度的高分化管状腺癌。因此，正确答案是图 7。

图 4 NBI 放大像的特征是白区形成球状结构，非常细小，大小不同，但形状还是保持的。这是乳头状腺癌的特征性 NBI 放大像。因此，正确答案为图 5。乳头状癌深部移行为管状腺癌的情况也并不罕见。这个病例也存在 tub1、tub2（牵手状）成分。

6

练习题

? **问题 10**　难度 C

60 多岁男性患者，当地医生内镜筛查发现胃角前壁至大弯侧的病变，活检诊断 Group 5（tub2），介绍至本院。内镜下，萎缩程度为 closed-3（即闭锁型 -3，指萎缩从胃窦部沿体部小弯上移，达到胃体中部小弯以上），*H.p* 为阳性。

图 1 所示褪色的凹陷病变，中心泛红，当地医生活检诊断为瘢痕。图 1 黄框部分 NBI 放大像见图 2，绿框部分放大像见图 3。

问题 10-1　针对图 2 和图 3 NBI 放大像中白区的解释，正确的是：

1. 白区形成鲜明的颗粒状黏膜微结构。为窝间部宽，腺窝深的高分化管状腺癌。

2. 见不到白区黏膜微结构，表层无上皮成分，为未分化型胃癌外露的表现。

3. 见不到白区的部分比较多，但也有形成颗粒状结构的部分，见不到结构的部分存在上皮，但可能腺窝较浅。

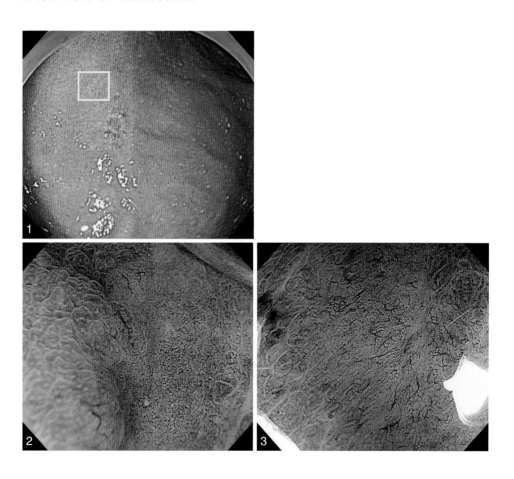

为确认是否存在表层上皮，行醋酸撒布。醋酸使上皮细胞的蛋白发生可逆性变化，使光线不能透过，出现反射。因此，黏膜变得不透明，微小的凹凸均可看见，也就是腺窝较浅的上皮也可辨别。所得图像见**图4**。

问题 10-2　根据以上 3 个 NBI 放大像，选择最正确的诊断：

1. 醋酸撒布后，见到考虑为非癌的上皮。为黏膜表层由非癌上皮覆盖的典型未分化型胃癌表现。

2. 醋酸作用下出现的是腺窝较浅的不规整上皮。这是典型的高分化管状腺癌。

3. 黏膜表层似乎由非癌上皮覆盖。未分化胃癌的可能性很大，但尚可见到未分化型胃癌中不典型的血管像（**图2**）。病理上考虑 tub2+por2 混合型。

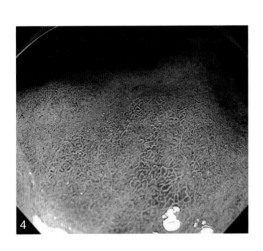

◎ | 解答与解说

问题 10-1

1 为 ×。图 2 与图 3d 的 NBI 放大像中，病变部无鲜明黏膜微结构。因此，并非窝间部宽、腺窝深的高分化管状腺癌。

2 也是 ×。不可忘记在腺窝浅、腺管密度极高时，白区具有难以辨认的倾向。看不见并不代表表层上皮不存在。

3 为√，诚如问题所述。

问题 10-2

这是很难的问题，从切除标本的病理像可知正确答案为 3。

! | 解说

行 ESD，癌的范围与图 5 中绿线部分一致。病理诊断为 0 Ⅱ c，22mm×15mm，pT1a（M），tub2+sig，pHM（−），pVM（−），为非分离型组织混合型胃癌（非分离型组织混合型胃癌指一个病灶中存在两种或两种以上不同组织类型癌组织成分，不同的成分混杂在一起）。

图 5 的黄色虚线（切片 6 口侧）的病理像如图 6 所示，与图 3 的部位基本一致。

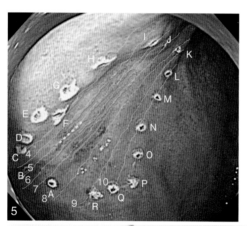

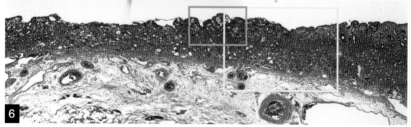

图 6 的黄框放大像为图 7，绿框放大像为图 8。表层由难以判断癌与非癌的、分化良好的细胞构成的上皮所覆盖（图 7，图 8）。腺窝虽然存在，但非常浅。因此，表层的白区见不到。黏膜中层内 tub2 癌进展，其周围有印戒细胞癌包围（图 8），黏液表型为胃型胃癌（MUC5AC 阳性，MUC2 阴性，图 9，图 10）。

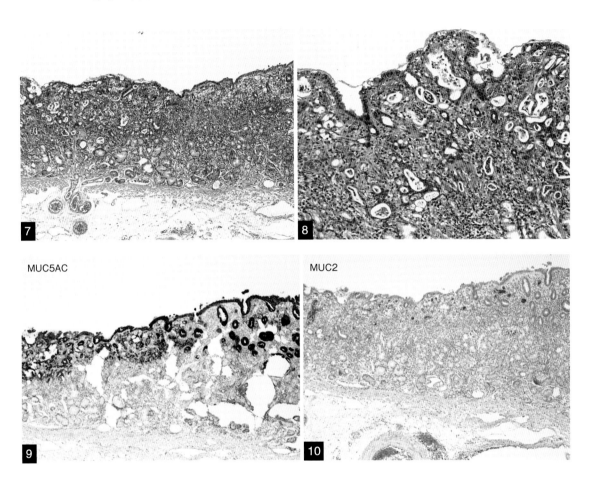